Mit freundlicher Empfehlung

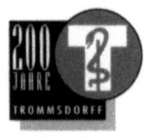

Trommsdorff GmbH & Co.
Arzneimittel · 52475 Alsdorf

EIN BLICK ZURÜCK
DER SCHRITT NACH VORN

Herzrhythmusstörungen und Sport

Prof. Dr. Richard Rost

Friedr. Vieweg & Sohn · Braunschweig/Wiesbaden

CIP-Titelaufnahme der Deutschen Bibliothek

Rost Richard:
Herzrhythmusstörungen und Sport: eine Informationsbroschüre für den Arzt /
Richard Rost. — Braunschweig; Wiesbaden: Vieweg 1989

ISBN 978-3-663-01949-7   ISBN 978-3-663-01948-0 (eBook)
DOI 10.1007/978-3-663-01948-0

Die Wiedergabe von Gebrauchsnamen, Handelsnamen, Warenbezeichnungen usw. in
diesem Buch berechtigt auch ohne besondere Kennzeichnung nicht zu der Annahme, daß
solche Namen im Sinne der Warenzeichen- und Warenschutzgesetzgebung als frei zu
betrachten wären und daher von jedermann benutzt werden dürfen.

Der Verlag Vieweg ist ein Unternehmen der Verlagsgruppe Bertelsmann.

Alle Rechte vorbehalten.
© Friedr. Vieweg & Sohn Verlagsgesellschaft mbH, Braunschweig 1989

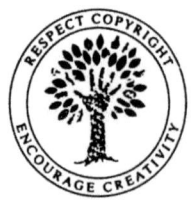

Das Werk einschließlich aller seiner Teile ist urheberrechtlich
geschützt. Jede Verwertung außerhalb der engen Grenzen des
Urheberrechtsgesetzes ist ohne Zustimmung des Verlags unzulässig
und strafbar. Das gilt insbesondere für Vervielfältigungen,
Übersetzungen, Mikroverfilmungen und die Einspeicherung und
Verarbeitung in elektronischen Systemen.

Konzeption und Realisation: Jürgen Weser, Gütersloh.
Herstellung: Gütersloher Druckservice GmbH, Gütersloh

ISBN 978-3-663-01949-7

Inhaltsverzeichnis

1	Einführung	5
2	Rhythmusveränderungen beim Leistungssportler	7
2.1	Das Sportherz	7
2.2	Physiologische Rhythmusvarianten beim Sportler	11
2.2.1	Veränderungen der Erregungsbildung	11
	Sinusbradykardie	11
	Ersatzrhythmen — supraventrikuläre	13
	Ersatzrhythmen — ventrikuläre	15
	Klinische Wertung	15
	Pararhythmie	15
	Klinische Wertung	17
	Interferenzdissoziation	17
2.2.2	Veränderungen in der Erregungsleitung	17
	Sinuatriale Blockierung	17
	Atrioventrikuläre Blockierung (AV-Block)	18
	AV-Block I. Grades	18
	AV-Block II. Grades — Typ Wenckebach	20
	AV-Block II. Grades — Typ Mobitz-II-artig	20
	AV-Block III. Grades	22
	Kongenitaler totaler AV-Block	23
	Schenkelblockbilder	23
	Inkompletter Rechtsschenkelblock	23
	Kompletter Rechtsschenkelblock	23
	Kompletter Linksschenkelblock	23
3	Nichttrainingsbedingte Rhythmusstörungen beim Sport	25
	Extrasystolen	25
	Klinische Wertung	26
	Paroxysmale Tachykardien	29
	Supraventrikuläre Tachykardien	30
	Ventrikuläre Tachykardien	32
	Vorhofflimmern	32
	Paroxysmales und kontinuierliches Vorhofflimmern	32
	Vorhofflattern	35

Inhaltsverzeichnis

		Kammerflimmern	36
		WPW-Syndrom	37
4		Der Einfluß therapeutischer Maßnahmen auf die körperliche Aktivität	41
4.1		Allgemeine sportliche Gesichtspunkte	41
4.2		Medikamentöse Therapie	41
		Kalium-Magnesium-Präparate	41
		Betarezeptorenblocker	43
		Kalziumantagonisten	44
		Klasse-I-Antiarrhythmika	44
4.3		Schrittmachertherapie	45
		Literaturverzeichnis	47

1 Einführung

Die Problematik körperlicher Aktivität bei Herzrhythmusstörungen gehört zu den wichtigsten Fragen, mit denen sich die Sportmedizin auseinandersetzen muß. Dabei handelt es sich keineswegs um spezielle sportmedizinische Fragen, die nur den Fachmann berühren, sondern sie spielen auch in der Alltagspraxis jedes Allgemeinmediziners, Internisten, Kardiologen und Pädiaters eine Rolle. Dies ergibt sich zwangsläufig aus der Häufigkeit von Herzrhythmusstörungen, aus der großen gesellschaftlichen Bedeutung des Sports und aus der Beziehung beider Phänomene untereinander. Analog zu amerikanischen Zahlen kann davon ausgegangen werden, daß in der Bundesrepublik Deutschland jährlich ca. 100.000 Menschen einen plötzlichen Herztod erleiden. In den meisten Fällen handelt es sich hierbei um akute Herzrhythmusstörungen, speziell Kammerflimmern, auf dem Boden einer vorbestehenden Herz-Kreislauf-Erkrankung, ganz besonders einer koronaren Herzkrankheit. Nicht selten werden solche akuten Herz-Kreislauf-Zwischenfälle durch körperliche Aktivität ausgelöst. Bei der koronaren Herzkrankheit ist der plötzliche Herztod infolge eines Kammerflimmerns nicht selten die erste und gleichzeitig letzte Manifestation der Erkrankung.
Die modernen Untersuchungstechniken, speziell das Langzeit-EKG, haben unser Wissen über Häufigkeit und Ursachen von Herzrhythmusstörungen auf der einen Seite erheblich erweitert, sie haben auf der anderen Seite aber auch zu einer großen Verunsicherung über die Notwendigkeit von Behandlungsmaßnahmen beigetragen. Aus langzeitelektrokardiographischen Untersuchungen wissen wir, daß bei zahlreichen Herzpatienten schwerwiegende Rhythmusstörungen vorkommen können, die von ihnen nicht bemerkt werden. Selbst bei sog. organisch Herzgesunden, auch bei Sportlern, können in der Langzeit-EKG-Überwachung alle Arten von Rhythmusstörungen gefunden werden.
Leider stehen uns im Bereich der tachykarden Rhythmusstörungen keine befriedigenden medikamentösen Behandlungsverfahren zur Verfügung. Die meisten epidemiologischen Untersuchungen über die Verhinderung des plötzlichen Herztodes durch Antiarrhythmika sind bisher negativ verlaufen. Die Herzrhythmusstörungen stellen daher eines der großen und ungelösten Probleme der modernen Kardiologie dar.
Bei den Fragen im Zusammenhang zwischen Sport und Herzrhythmus geht es aber nicht nur um die potentielle Bedrohung des Sporttreibenden durch

Einführung

Arrhythmien und um ihre Verhinderung. Körperliches Training führt zu kardialen Anpassungserscheinungen, die ihrerseits eine Fülle von Rhythmusanomalien bewirken können, die unter dem Stichwort „Sportherz" zusammengefaßt werden. Durch Ausdauertraining kann die Herzfrequenz bis auf Werte von 30 Schlägen und weniger pro Minute absinken. Ferner wird eine Fülle von bradykarden Rhythmusanomalien induziert wie Ersatzrhythmen und AV-Blockierungen I.–III. Grades, die in der Praxis für den hier Unerfahrenen oft nur schwer zu interpretieren sind. Nicht selten werden in der sportmedizinischen Ambulanz Athleten mit der Frage vorgestellt, ob angesichts der Größe des Herzens sowie der bestehenden Bradykardie oder AV-Blockierung nicht doch besser ein Schrittmacher implantiert werden sollte. Besonders problematisch wird diese Frage dann zu beantworten sein, wenn gleichzeitig Symptome wie Synkopen vorliegen, die möglicherweise ganz andere Ursachen haben können.

Zu den häufigen Fragen in der Praxis gehören auch diejenigen nach der Notwendigkeit einer antiarrhythmischen Behandlung aus dem Blickpunkt körperlicher Belastung sowie die Frage, wie sich diese gegebenenfalls beim Sport auswirkt.

Während bei tachykarden Rhythmusstörungen bisher die Therapie wenig befriedigend ist, sind die Möglichkeiten der modernen Schrittmacherbehandlung bei bradykarden Arrhythmien umgekehrt hervorragend. Auch hier stellen sich im Zusammenhang mit körperlicher Aktivität nicht selten Fragen, beispielsweise, ob und unter welchen Bedingungen der Schrittmacherpatient joggen oder Tennis spielen kann.

In der vorliegenden Informationsbroschüre wird daher versucht, aus der praktischen sportmedizinischen Erfahrung heraus auf die wichtigen Fragen im Zusammenhang zwischen Rhythmusstörungen und Sport Antworten zu geben.

2 Rhythmusveränderungen beim Leistungssportler

2.1 Das Sportherz

Körperliches Training, speziell Ausdauertraining, führt zu Veränderungen am Herzen des Athleten, die mit dem Begriff des „Sportherzens" umrissen werden (s. Abb. 1).
Das Verdienst der Erstbeschreibung des Sportherzens beim Menschen kommt dem schwedischen Kliniker HENSCHEN zu, der sich im ausklingenden 19. Jahrhundert damit befaßte. Er fand perkutorisch vergrößerte Herzen bei Skilangläufern.
Das Sportherz, das inzwischen bereits also fast ein Jahrhundert bekannt ist, war in dieser gesamten Zeit stets in seiner Interpretation umstritten.

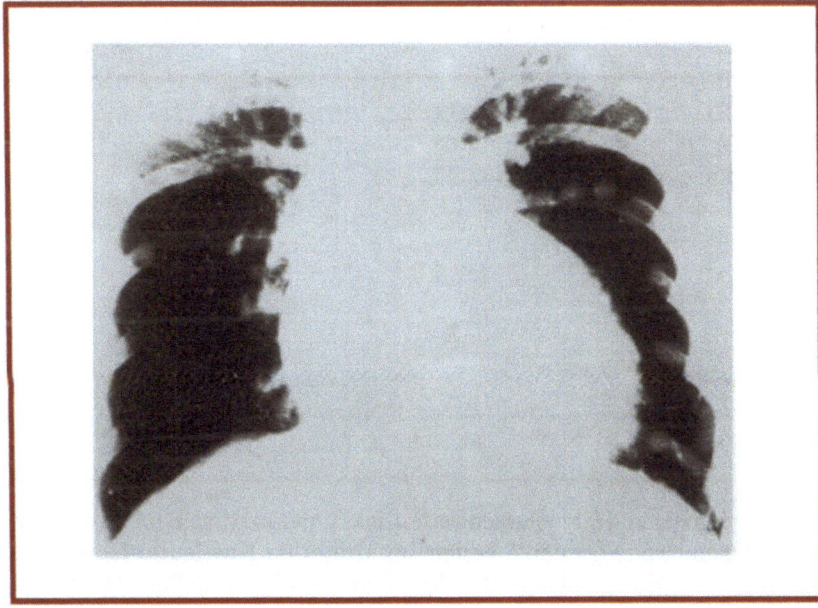

Abb. 1: Die Abbildung zeigt das Herz eines der bekanntesten Straßenradrennfahrers der Nachkriegszeit bei Position im Liegen zur Bestimmung des Herzvolumens.

HENSCHEN fand heraus, daß diejenigen Athleten, die perkutorisch die größten Herzen aufwiesen, später auch die Sieger stellten („Großes Herz gewinnt im Wettlauf"). Er kam daher zu dem Schluß, „daß ein vergrößertes Herz eine gute Sache ist, wenn es eine vergrößerte Arbeit auf die Dauer ausführen kann". Diese zunächst völlig logisch klingende Ansicht ist aus medizinischer Sicht bemerkenswert. Der Arzt ist aufgrund seiner Erfahrung dazu geneigt, in der Herzvergrößerung stets ein wichtiges Krankheitssymptom zu sehen. Dem Herzen des Hochdruckpatienten oder des Patienten mit einem Klappenvitium steht als Kompensationsmechanismus die Herzvergrößerung zur Verfügung. So ist es nicht verwunderlich, daß auch das Sportherz wegen seiner Größe und seiner funktionellen Besonderheiten immer wieder als krank angesehen wurde und auch heute noch wird.

Bei all diesen Interpretationen wird von der fehlerhaften Gleichsetzung „großes Herz gleich krankes Herz" ausgegangen. Es wird der unterschiedliche Anpassungsmechanismus vergessen: die Vergrößerung des erkrankten Herzens unter pathologischen Bedingungen, die mit einer Leistungseinschränkung einhergeht, im Gegensatz zur physiologischen Herzvergrößerung als Folge eines Trainingsprozesses, die der Herzmuskel genauso erfährt wie der Skelettmuskel und die mit einer Leistungssteigerung einhergeht. Der Gedanke, nicht

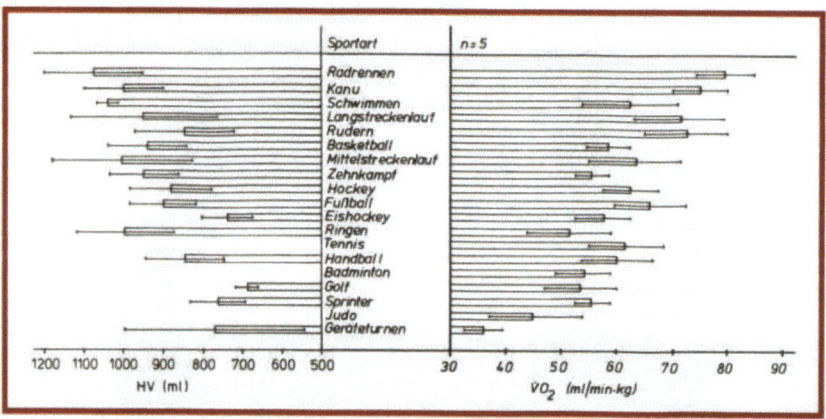

Abb. 2: Maximale Herzvolumenwerte (links) und maximale relative Sauerstoffaufnahmewerte bei den 5 besten, im Institut für Kreislaufforschung und Sportmedizin, Köln, untersuchten Sportlern verschiedener Sportarten. Die größten Herzen und die größten Sauerstoffaufnahmewerte finden sich bei den Ausdauersportlern. Beide Werte korrelieren sehr gut miteinander (nach HECK, zitiert nach HOLLMANN W, HETTINGER T: Sportmedizin — Arbeits- und Trainingsgrundlagen. Schattauer: Stuttgart 1976).

nur die Herzgröße zu betrachten, sondern sie auch mit der Leistungsfähigkeit zu vergleichen, wurde von REINDELL quantifiziert. Dies wird aus der Abb. 2 deutlich. Die Bestimmung des röntgenologischen Herzvolumens bei Sportlern belegt, daß diejenigen mit den größten Herzen auch die größte Leistungsfähigkeit des Kreislaufs, gemessen als Sauerstofftransportvermögen, aufweisen. Es zeigt sich dabei ferner, daß eine solche Trainingsanpassung nur durch Ausdauersportarten (Laufen, Radfahren, Schwimmen, Rudern) oder in geringerem Maße durch Sportarten, die auch eine Ausdauerkomponente beinhalten (wie Fußball, leichtathletischer Mehrkampf), erzielt werden kann, nicht aber durch Sportarten ohne Ausdauerkomponente (wie Geräteturnen, Sprint, Golf etc.).

Die Tatsache, daß es sich beim Sportherzen nicht um ein erkranktes Herz handelt, wird durch die inzwischen 100jährige Erfahrung belegt, daß die Lebensdauer beim Sportler keineswegs verkürzt, daß die Rate der Herzkrankheiten keineswegs erhöht ist. Zwar werden immer wieder Einzelbeispiele von plötzlichen Herztodesfällen bei Athleten zitiert, die Obduktionen belegen aber, daß praktisch in jedem Fall eine organische Herz-Kreislauf-Erkrankung vorlag, die naturgemäß auch beim Sportler vorkommen kann.

Der physiologische Charakter der Sportherzvergrößerung zeigt sich darin, daß sich diese stets in einem vorgegebenen Grenzbereich bewegt, der nicht überschritten wird. Bereits in den 30er Jahren belegten Obduktionsergebnisse an zufällig verstorbenen Sportlern, daß deren Herzen in keinem Fall ein Gewicht von 500 g überstiegen, das als „kritisches Herzgewicht" bezeichnet wurde.

Im Gegensatz zu der Hypertrophie des Herzens unter pathologischen Bedingungen, die im Regelfall nur bestimmte Herzabschnitte betrifft, wie beispielsweise bei der Aortenklappenstenose den linken Ventrikel, bezieht sich die Herzvergrößerung beim Trainierten auf das gesamte Herz, das als Ganzes vermehrt Arbeit erbringen muß („harmonische Herzvergrößerung"). Allerdings steht dabei doch gelegentlich die Rechtsherzhypertrophie im Vordergrund, da der rechte Ventrikel von Natur aus weniger kräftig angelegt ist als der linke. Im EKG führt dies zu dem bei Leistungssportlern häufigeren Bild der *physiologischen Rechtsverspätung* oder des *inkompletten Rechtsschenkelblocks* (s. Abb. 15), ein Phänomen, das somit ein Hypertrophiezeichen darstellt und mit einem Blockbild im Sinne einer Erregungsausbreitungsstörung nichts zu tun hat. Formal entspricht die Herzvergrößerung dem Bild einer exzentrischen Hypertrophie, d. h. sie geht mit einer Aufweitung der Herzkammern bei gleichzeitiger Wanddickenzunahme einher. Die Hypertrophiekomponente wird allerdings häufig überschätzt. Die moderne zweidimensionale Echokardiographie erlaubt eine hervorragende Darstellungsmöglichkeit des Sportherzens (s. Abb. 3). Dabei werden praktisch nie Herzwanddicken oberhalb von 13 mm gefunden.

Rhythmusveränderungen beim Leistungssportler

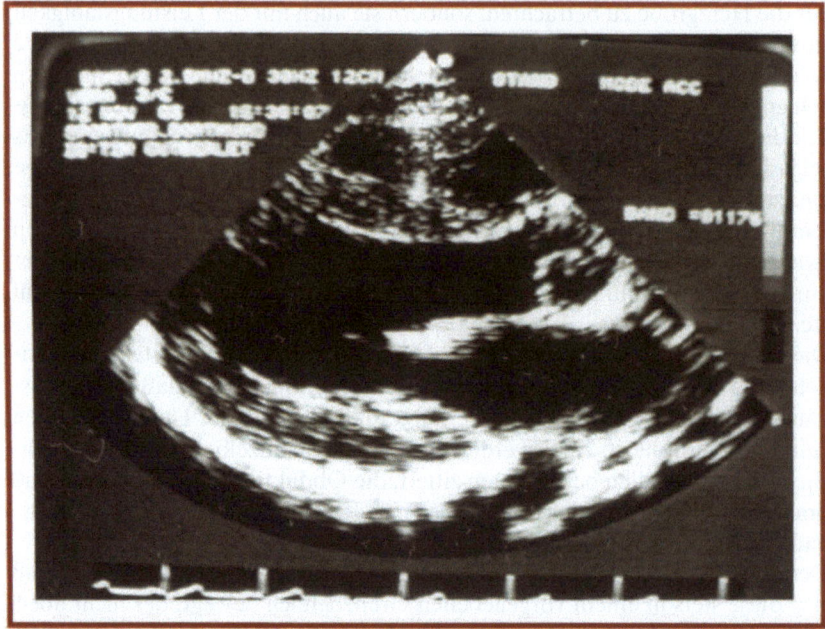

Abb. 3: Beispiel eines zweidimensionalen Echokardiogramms bei einem Marathonläufer der Weltspitze, parasagittaler Zweikammerblick.

Neben dem Phänomen des Sportherzens an sich findet insbesondere auch die Frage nach seiner möglichen *Rückbildung* im Anschluß an die Beendigung der sportlichen Karriere häufig großes Interesse. Nicht selten wird angenommen, daß der Athlet nach Abschluß seiner Wettkampfphase praktisch ständig weiter trainieren müsse, um kardialen Gefährdungen zu entgehen.

Im Prinzip ist die Sportherzhypertrophie genauso rückbildungsfähig wie die Hypertrophie des Skelettmuskels. In der Phase der *Rückbildung der Sportherzanpassung* kommt es aber nicht selten zu funktionellen Störungen wie Extrasystolen oder Dyskardien, die von den häufig sensiblen Ausdauersportlern oft als sehr störend empfunden werden. Eine Gefährdung hierdurch entsteht für den Sportler nicht, wie aus zahlreichen Fällen bekannt ist, bei denen Ausdauerathleten aufgrund von Unfällen etc. ihre Laufbahn abrupt beenden mußten. Treten solche Beschwerden auf, so sollte man dem Athleten raten, das Training langsam abzubauen, um die Auswirkungen solcher Übergangsschwierigkeiten zu vermindern.

Das Sportherz wird in seinen Besonderheiten nicht nur durch die Hypertrophie bestimmt, sondern auch durch seine vegetative Umstellung. Diese vegetative

Umstellung führt zu einer Fülle von Varianten in der Erregungsleitung und -bildung. Die EKG-Befunde können so auffallend sein, daß sie einen ärztlichen Kollegen dazu veranlaßten, in einem Leserbrief an die amerikanische medizinische Zeitschrift JAMA anzuregen, daß bei Sportlern kein Routineelektrokardiogramm durchgeführt werden sollte, da dies bei möglichen Fehlinterpretationen mehr Schaden als Nutzen anrichten würde. Ein solcher, natürlich satirisch gemeinter Brief unterstreicht die Notwendigkeit einer sorgfältigen Beschäftigung mit dem Sportherz-EKG für den Arzt, der auch Sportler untersucht.

2.2 Physiologische Rhythmusvarianten beim Sportler

2.2.1 Veränderungen der Erregungsbildung

Sinusbradykardie
Herzfrequenzen zwischen 40 und 60 sind bei Trainierten häufig. In selteneren Fällen kann die Frequenz unter 40, teilweise im Ruhe-EKG bis 30/min, absinken. In der Langzeituntersuchung findet man gelegentlich Frequenzen zwischen 20 und 30/min (s. Abb. 4). Somit sind Pausen von 3 — 4 sec Dauer im Langzeit-EKG des Hochausdauertrainierten ein nicht gerade seltenes Phänomen. Trotzdem ist es verständlich, daß immer wieder von Untersuchern, die solche Phänomene weniger gewohnt sind, angesichts der Herzvergrößerung des Athleten bei solchen Bradykardien nach der Notwendigkeit einer Schrittmacherimplantation gefragt wird. Hierbei wird die Größe und Leistungs-

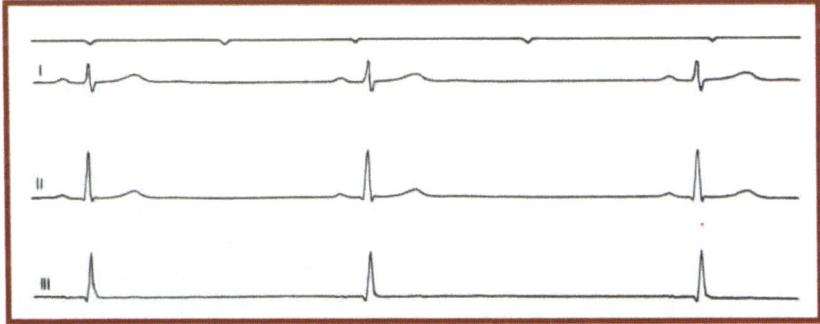

Abb. 4: Hochgradige Sinusbradykardie bei einem sehr guten Radrennfahrer. Die Ableitungen I — III zeigen, wie an der Zeitmarkierung gut erkennbar, eine Herzfrequenz von 30/min.

fähigkeit des Sportherzens vergessen. Es ist selbstverständlich, daß ein Herz, das die doppelte Größe und damit das doppelte Schlagvolumen des Normalherzens aufweist, auch bei halber Normalfrequenz ein ausreichendes Herzzeitvolumen aufrechterhalten kann.

Fragt man nach der *Ursache der Trainingsbradykardie,* so legt der eben geäußerte Gedanke die Überlegung nahe, hier eine kausale Verknüpfung zu sehen, d. h., das erhöhte Schlagvolumen als Ursache der Bradykardie zu betrachten. Dies ist jedoch zu einfach. Es besteht ein erstaunlich geringer Zusammenhang zwischen Bradykardie und Trainingszustand. Wir kennen einerseits Hochtrainierte, die verhältnismäßig hohe Ruhepulse aufweisen, während andererseits bei völlig untrainierten Vagotonikern sehr niedrige Frequenzen beobachtet werden können.

Aus diesem Grund wird als Erklärung der Ruhebradykardie beim Trainierten ein Überwiegen des Vagotonus angenommen. Eine solche Interpretation bringt allerdings auch Probleme mit sich. Würde man eine generelle Vagotonie als alleinige Ursache annehmen, so müßte sich diese dann auch im nichtkardiovaskulären System zeigen, beispielsweise in Pupillenvergrößerung, gesteigertem Speichelfluß etc. Für das Verständnis des Entstehungsmechanismus der Trainingsbradykardie helfen Tierversuche weiter. In der Vorhofmuskulatur trainierter Ratten ließ sich eine erhöhte Konzentration von nicht neural gebundenem Acetylcholin nachweisen. Beim Trainierten kommen also eine Erhöhung des allgemeinen Vagotonus und eine vermehrte Ansprechbarkeit für vagale Impulse als Ursache der Bradykardie zusammen.

Bei der *klinischen Wertung der Trainingsbradykardie* kann zunächst festgestellt werden, daß es sich im allgemeinen um eine Sinusbradykardie handelt, auch dann, wenn die Herzfrequenzen bis auf 30/min absinken. Dies ist überraschend, da man vermehrt Ersatzrhythmen erwartet hätte. Solche kommen zwar auch beim Athleten vor, sie sind allerdings keineswegs an sehr niedrige Frequenzen gebunden.

Natürlich kommen gelegentlich auch bei jüngeren Menschen, unabhängig vom Trainingszustand, pathologisch zu bewertende bradykarde Rhythmusstörungen vor. Eine überzufällige Häufigkeit bei Athleten ist nicht bekannt. Diese Überlegungen sind zu berücksichtigen, wenn es um die Bewertung von Bradykardien bei Sportlern geht. Mit der Indikationsstellung zur Schrittmacherimplantation bei einem sonst gesunden jungen Menschen sollte man überaus vorsichtig sein. Wir erleben es immer wieder, daß bei Sportlern Synkopen auftreten, die möglicherweise ganz anderer Genese sein können, beispielsweise vasovagal oder orthostatisch, bei denen dann in der Langzeitüberwachung entsprechende bradykarde Phänomene gefunden werden und eine Schrittmacherindikation diskutiert wird. Hier sollte man sich wirklich davon überzeugen, daß ein Zusammenhang zwischen elektrokardiographischem und klinischem

Befund besteht. Im Zweifelsfall ist die Durchführung einer invasiven Rhythmusdiagnostik (His-Bündel-EKG) angezeigt.

Zu Problemen im Zusammenhang mit der Trainingsbradykardie kann es dann kommen, wenn sie sich zu einer vorbestehenden subklinischen Schädigung des Leitungssystems addiert. Angesichts der Tatsache, daß heute immer mehr ältere Menschen Sport betreiben, bei denen teilweise bereits Störungen in der Erregungsbildung und -leitung vorliegen, werden solche Probleme häufiger. Wenn bei einem Patienten eine latente Sinusknotenschädigung vorliegt, ist es tatsächlich möglich, daß er sich „in einen Schrittmacher hineinlaufen" kann, d. h. die Akzentuierung dieser Dysfunktion durch die zusätzliche Trainingsvagotonie kann soweit gehen, daß Symptome ausgelöst werden.

In solchen Fällen ist es erforderlich, dem Patienten von einem ausgeprägten Ausdauertraining abzuraten und beispielsweise intervallartige Sportarten wie Tennis zu empfehlen. Für den „ideologisierten" Langläufer ist es häufig schwer einzusehen, daß ausgerechnet der Sportarzt statt zu dem „besonders gesunden" Langlauf zu dem „viel weniger gesunden" Tennis rät. Das Beispiel zeigt jedoch, daß der Sport differenziert angewandt werden muß.

Zu *differentialdiagnostischen Problemen* der Trainingsbradykardie kann es kommen, wenn bei älteren, Ausdauersport betreibenden Personen nicht klar ist, ob eine Bradykardie als trainingsbedingt oder als Folge einer latenten Sinusknotenschädigung zu interpretieren ist. In solchen Fällen hilft das *Belastungs-EKG* weiter. Normalerweise steigt die Herzfrequenz des Trainierten unter Belastungsbedingungen adäquat an. Bleibt dies aus, so weist dies auf eine Sinusknotenschädigung hin. Eine solche *chronotrope Inkompetenz* ist gelegentlich mit einer Sinusarrhythmie verbunden, die zwar in Ruhe vorkommt, aber normalerweise nicht unter Belastung oder mit kompensatorischen Extrasystolen. Ist man sich nicht darüber klar, ob eine ungenügende Frequenzsteigerung kardial oder durch fehlende Muskelkraft bedingt ist, so ist der Vergleich mit respiratorischen, vor allem aber mit metabolischen Parametern wertvoll. Steigt beispielsweise unter Belastung die Herzfrequenz beim 60jährigen nur auf 130 an und steht dieser scheinbar geringen kardialen Belastung ein Laktatwert von 9 — 10 mmol/l oder ein Anstieg der Atemfrequenz auf über 40 gegenüber, so ist dies ein deutlicher Hinweis auf die Sinusknotenfunktionsschwäche. Solche Untersuchungen können allerdings nur in einem spezialisierten Leistungslabor durchgeführt werden.

Ersatzrhythmen — supraventrikuläre
In den meisten Fällen von Ersatzrhythmen handelt es sich um *supraventrikuläre Formen*. Diese gehen besonders vom AV-Knoten aus, wobei bekanntlich der *obere Knotenrhythmus* durch eine verkürzte Überleitungszeit bei negativer T-Welle gekennzeichnet ist, beim *mittleren Knotenrhythmus* verschwindet die

Rhythmusveränderungen beim Leistungssportler

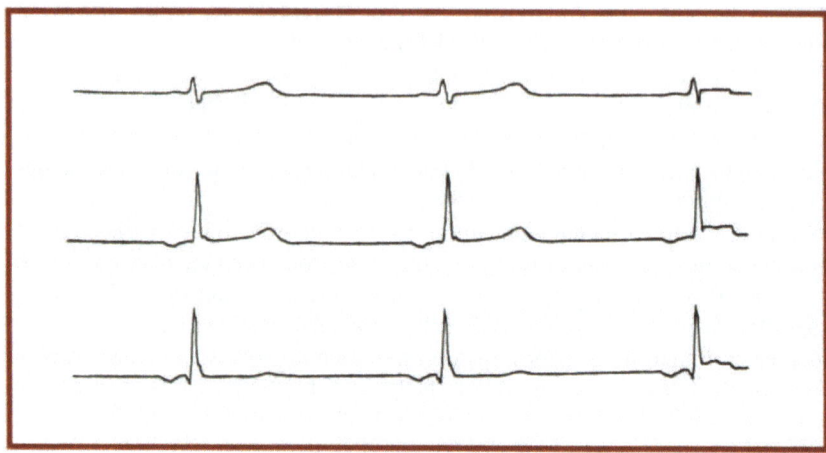

Abb. 5: Beispiel eines Koronarsinusrhythmus bei einem Ausdauersportler (Standardableitungen). Der Koronarsinusrhythmus zeichnet sich durch negative P-Wellen und normale Überleitungszeit aus.

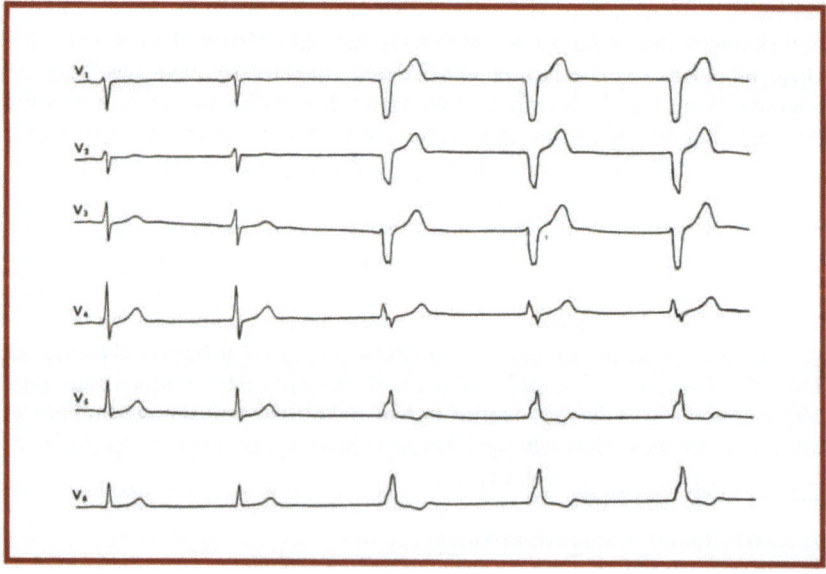

Abb. 6: Beispiel eines ventrikulären Ersatzrhythmus bei einem Sportler, hier aufgezeichnet in den Brustwandableitungen. Der Ersatzrhythmus setzt ab der 3. Herzaktion ein.

P-Welle im Kammerkomplex, während beim *unteren Knotenrhythmus* die P-Welle dem Kammerkomplex folgt. Eine Sonderform stellt der *Koronarsinusrhythmus* dar (s. Abb. 5), bei dem bei regulärer Überleitungszeit die P-Welle negativ ausfällt.

Ersatzrhythmen — ventrikuläre
Der Kammerkomplex ist schenkelblockartig deformiert (s. beispielsweise Abb. 6). Solche Bilder können sehr leicht fehlinterpretiert werden. Treten diese Ersatzschläge nur vereinzelt auf, werden sie oft mit ventrikulären Extrasystolen verwechselt. Dies sollte jedoch eigentlich nicht passieren, da die Extrasystole dadurch gekennzeichnet ist, daß sie, gemessen am vorausgehenden PR-Abstand, zu früh kommt, während der Ersatzschlag seiner Substitutionsfunktion zufolge verspätet eintritt. Im Regelfall entspricht die Deformierung des Kammerkomplexes dem Bild des Linksschenkelblocks. Deshalb wird nicht selten die Fehldiagnose eines intermittierenden Linksschenkelblocks gestellt. Beim aufmerksamen Betrachten des EKGs entgeht man dieser Gefahr leicht, da keine P-Wellen vor dem Kammerkomplex liegen. Auch die Abgrenzung gegenüber einem intermittierenden WPW-Syndrom ist deshalb einfach, da für das WPW die kurze Überleitungszeit charakteristisch ist, also das Vorhandensein einer P-Welle.

Klinische Wertung
Bei den Ersatzrhythmen handelt es sich um ein vagotones Phänomen, sie haben beim Sportler keinerlei pathologische Bedeutung. Von ihrer Harmlosigkeit kann man sich dadurch überzeugen, daß sie unter Belastungsbedingungen sofort verschwinden. Hier reichen im allgemeinen wenige Kniebeugen aus.

Pararhythmie
Im Zusammenhang mit Ersatzrhythmen tritt sehr häufig beim Sportler ein Phänomen auf, das dem Unerfahrenen oft in der Interpretation Schwierigkeiten bereitet: die sog. *einfache AV-Dissoziation*. Es handelt sich hierbei nicht, wie dies der Name nahelegt, um eine atrioventrikuläre Blockierung, sondern um die einfachste Form der Konkurrenz zweier Zentren um die Führung, also um eine Pararhythmie.
In diesem Fall liegen die Frequenzen des Sinusknotens und des Ersatzzentrums, das supraventrikulär oder ventrikulär sein kann, nahe beieinander. Die respiratorische Arrhythmie führt zu unterschiedlichen Depolarisationsgeschwindigkeiten im Sinusknoten. Wenn sich der Sinusknoten schneller depolarisiert, ist er der aktuelle Schrittmacher, bei langsamerer Depolarisation übernimmt das Ersatzzentrum die Führung. Die Vorhofwellen kommen gewissermaßen zu spät am AV-Knoten an. Eine retrograde Vorhoferregung und

damit eine Auslöschung der Sinuspotentiale erfolgt im allgemeinen nicht, da der Vorhof bereits zu weiten Teilen vom Sinusknoten her erregt ist.
Das EKG-Bild zeichnet sich dadurch aus, daß die P-Wellen zwar mit den Kammerkomplexen in Verbindung stehen, ihnen jedoch in unregelmäßigen Abständen vorausgehen. Bei der häufigeren supraventrikulären Form des Ersatzzentrums zeigt sich der Sinusschlag an der normalen Überleitung. Liegt die P-Welle nur kurz vor dem Kammerkomplex, so wird die Kammer von dem Ersatzzentrum aus stimuliert. Vom Bild des *wandernden Schrittmachers*, mit dem dies häufig verwechselt wird, ist die einfache AV-Dissoziation dadurch zu unterscheiden, daß die Vorhoferregung nie retrograd erfolgt. Die P-Wellen sind also stets positiv, nicht negativ.

Bei einer *Pararhythmie mit ventrikulärem Ersatzzentrum* (s. Abb. 7) finden sich reguläre Kammeraktionen im Wechsel mit ventrikulären Ersatzkomplexen, denen bei verkürzter „Überleitungszeit" eine P-Welle vorausgeht. Kompliziert kann das Bild werden, wenn Ersatzzentrum und die Erregung vom Sinusknoten her im Sinne eines *Fusionsschlages* praktisch gleichzeitig wirksam werden. Dies kann dann dazu führen, daß, wie dies die Abb. 8 zeigt, ein scheinbarer *Typenwandel* im EKG auftritt. Der Wechsel von einem Normalrhythmus hin zu etwa einem scheinbar überdrehten Rechtstyp müßte als Blockierung des hinteren Anteils des linken Schenkels gedeutet werden *(linksposteriorer Hemiblock)*. Vor einer solchen Fehlinterpretation schützt die Beachtung der scheinbaren „Überleitungszeit", die bei einer solchen Pararhythmie immer verkürzt ist.

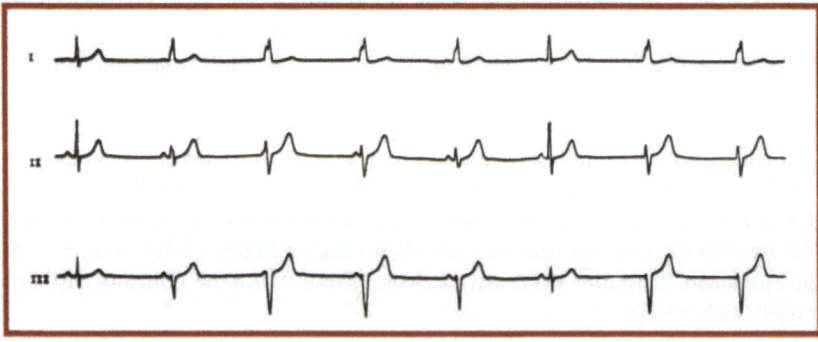

Abb. 7: Beispiel einer einfachen AV-Dissoziation bei ventrikulärem Ersatzrhythmus. Der Vorhofkammerabstand scheint zu wechseln. Dem 1. Kammerkomplex geht eine reguläre P-Welle voraus, der 3. Schlag stellt einen ventrikulären Ersatzschlag dar, der 2. einen Fusionsschlag. Ab dem 4. Schlag ist der Sinusrhythmus schneller als das ventrikuläre Ersatzzentrum, der 6. Schlag stellt wieder eine Übernahme durch den Sinusknoten dar.

Physiologische Rhythmusvarianten beim Sportler

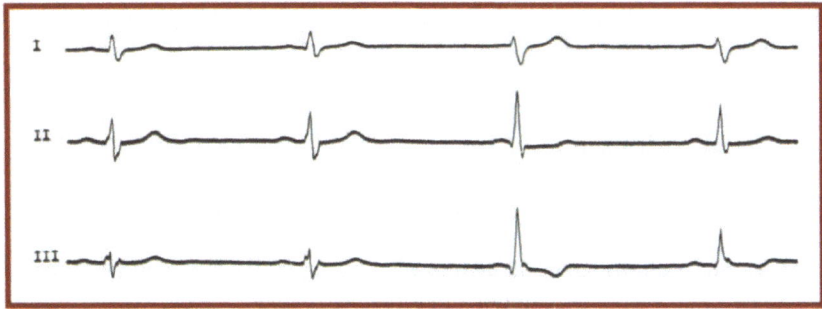

Abb. 8: Beispiel eines scheinbaren Typenwechsels. Ab der 3. Herzaktion wechselt der Typ in den Standardableitungen vom Linkstyp zum Rechtstyp. Gleichzeitig verändert sich der PR-Abstand. Dies zeigt, daß es sich hier um eine einfache Pararhythmie handelt, wobei die 3. Herzaktion von einem Ersatzzentrum stammt, die 4. stellt bereits wieder einen Fusionsschlag dar.

Klinische Wertung
Auch die sog. einfache AV-Dissoziation ist ein völlig harmloses vagotones Phänomen, das unter Belastung sofort verschwindet.

Interferenzdissoziation
Von der einfachen AV-Dissoziation unterscheidet sich diese Form der Pararhythmie durch das Vorhandensein einer retrograden Schutzblockierung. Die Erregungen des schnelleren Ersatzzentrums werden nicht rückläufig auf den Vorhof übergeleitet. Die vom Sinusknoten her gebildeten Erregungen führen nach wie vor zu P-Wellen, die gewissermaßen durch Kammerkomplex und Rückbildungsphase „hindurchwandern". Immer dann, wenn eine solche P-Welle bei schnellerer Sinusaktivität rechtzeitig vor dem Ersatzzentrum einfällt, wird sie übergeleitet und gestattet es dem Sinusknoten kurzfristig, wieder die Führung zu übernehmen. In der Literatur findet sich häufig die Angabe, daß diese Form der Arrhythmie nur unter pathologischen Bedingungen, besonders unter Digitaliseinfluß, auftritt. Sie kommt jedoch in seltenen Fällen auch bei Sportlern vor (s. Abb. 9) und ist dann nicht anders zu werten als die einfache AV-Dissoziation.

♦ *2.2.2 Veränderungen in der Erregungsleitung*

Sinuatriale Blockierung
Der SA-Block ist im EKG dadurch gekennzeichnet, daß eine P-Welle und der darauffolgende Kammerkomplex völlig ausfallen. Die Problematik der

Diagnostik des SA-Blocks besteht in der Schwierigkeit der Abgrenzung gegenüber einer ausgeprägten Sinusarrhythmie. SA-Blockierungen lassen sich besonders nach Belastungsphasen beobachten (s. Abb. 10). Man sieht bei Sportlern gelegentlich nach Belastung plötzliche Halbierungen der Herzfrequenz, die einem SA-Block entsprechen. Das Auftreten gerade nach der Belastung wird als kompensatorisch überschießender Vagotonus, als sog. „Rebound-Vagotonie", interpretiert. Es muß deshalb davon ausgegangen werden, daß auch das Bild des funktionellen SA-Blocks zu den normalen vagotonen Veränderungen, speziell auch somit zum normalen Bild des Sportherz-EKGs gehört, obwohl dies in der Literatur oft abgelehnt wird.

Atrioventrikuläre Blockierung (AV-Block)

AV-Block I. Grades
Die Überleitungszeitverlängerung ist meist diskret in dem Bereich von 0,2 bis

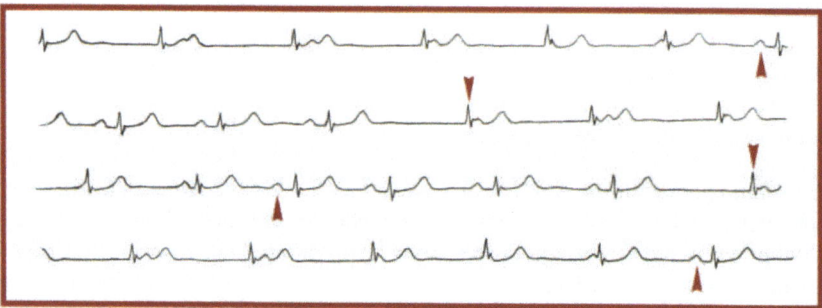

Abb. 9: Beispiel einer Interferenzdissoziation bei einem Sportler. Der fortlaufende Streifen macht den Mechanismus dieser Rhythmusanomalie deutlich. Der oberste Streifen beginnt mit einem supraventrikulären Rhythmus von einem Parasystoliezentrum. Typisch ist im Gegensatz zur einfachen Pararhythmie die retrograde Schutzblockierung, d. h., die Erregungen werden nicht rückläufig auf den Vorhof übergeleitet, so daß die P-Wellen nicht ausgelöscht werden und auch nach dem Kammerkomplex einfallen. Durch die respiratorische Arrhythmie wird der Sinusknoten schneller als das Ersatzzentrum, die P-Wellen wandern aus dem Kammerkomplex heraus und übernehmen schließlich die Führung in der letzten Aktion des oberen Streifens (captured beat). Mit der wiederum respiratorischen Verlangsamung des Sinusrhythmus übernimmt das Parasystoliezentrum in der 3. Herzaktion des 2. Streifens erneut die Führung, dieser Ablauf wiederholt sich zyklisch. Zur Kenntlichmachung ist die Übernahme durch den Sinusknoten jeweils durch einen Pfeil von unten, die Übernahme durch das Ersatzzentrum durch einen Pfeil nach oben markiert.

Physiologische Rhythmusvarianten beim Sportler

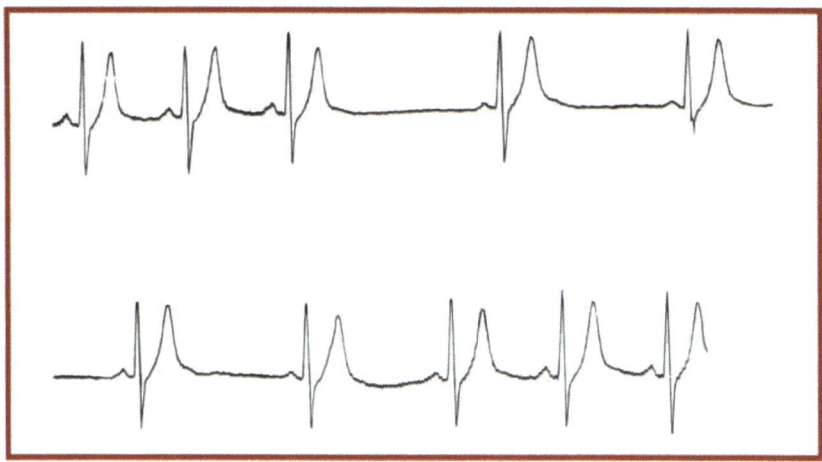

Abb. 10: Auftreten einer sinuatrialen Blockierung direkt im Anschluß an eine erschöpfende Belastung bei einem offensichtlich gesunden 18jährigen Schwimmer der deutschen Spitzenklasse. Die Elektroden waren willkürlich an der Thoraxwand befestigt. Die untere Ableitung stellt die Fortsetzung der oberen dar. Nach dem 3. Kammerkomplex kommt es zu einer plötzlichen Halbierung der Sinusfrequenz. Nach 4 weiteren Kammerkomplexen setzt wieder der normale Rhythmus ein mit der Sinustachykardie, die die Nachbelastungssituation erwarten läßt. Eine solche Phase wiederholte sich nochmals eine Minute später.

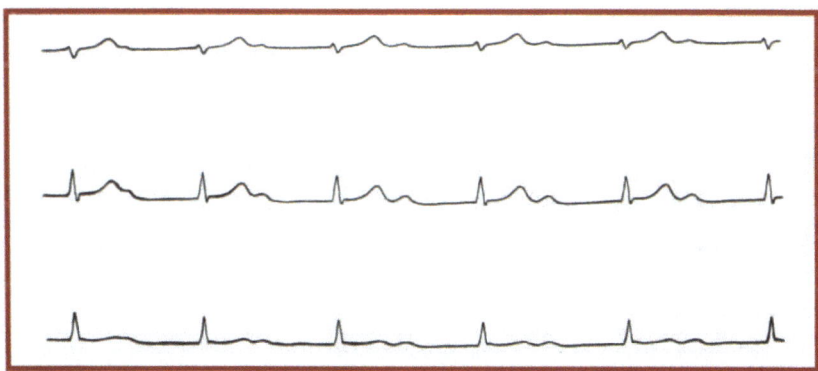

Abb. 11: Ausgeprägter AV-Block I. Grades mit einer Überleitungszeit von 0,5 sec bei einem Sportler. Die Überleitungszeit normalisiert sich unter Belastung.

höchstens 0,24 sec ausgeprägt. Wenn Überleitungszeitverlängerungen im Bereich von 0,5—0,6 gesehen werden (s. Abb. 11), so muß mit der Aussage, es handele sich um ein vagotones Phänomen, sehr vorsichtig umgegangen werden. Zumindest muß man sich davon überzeugen, daß sich diese Überleitungsverlängerung im Belastungs-EKG normalisiert.

AV-Block II. Grades — Typ Wenckebach
Wesentlich häufiger, als allgemein angenommen wird, ist der *AV-Block II. Grades*. In eigenen Untersuchungen haben wir bei Ausdauertrainierten in der Bandspeicheruntersuchung in 10 % der Fälle eine Blockierung II. Grades gesehen (s. Tab. 1). Als typisch für den Sportler kann dabei die AV-Blockierung II. Grades vom Typ Wenckebach angesehen werden. Es handelt sich um ein völlig harmloses vagotones Phänomen, das nach Beendigung des Trainings im allgemeinen wieder verschwindet (Abb. 12).

AV-Block II. Grades — Typ Mobitz-II-artig
Wesentlich problematischer in der Diagnostik ist dagegen der 2. Typ des AV-Blocks II. Grades zu werten, der sog. Mobitz-Typ, im amerikanischen Schrifttum auch als Mobitz II bezeichnet. Dieser Typ ist dadurch gekennzeichnet, daß plötzlich ohne das vorausgehende „Ziehharmonikaphänomen" P-Wellen nicht

Tab. 1: Zusammenfassung der Ergebnisse einer jeweils 18stündigen Bandspeicherüberwachung bei 50 Ausdauersportlern der deutschen Spitzenklasse. Die Untersuchungen erfolgten an Langläufern, Radrennfahrern und Skilangläufern durch Horst (1983). Während der Untersuchung wurden jeweils eine mindestens einstündige Trainingseinheit sowie eine Schlafperiode mit eingeschlossen.

Extrasystolen (ES)		in Ruhe	bei Belastung
Einzelne supraventrikuläre ES		6	5
Salven supraventrikulärer ES		2	—
Einzelne ventrikuläre ES		4	5
Salven ventrikulärer ES		1	—
		13 (26 %)	10 (20 %)
Sonstige Arrhythmien		⌊———— 42 % ————⌋	
Pararhythmie		3	—
Ersatzrhythmus		1	—
SA-Block		1	—
AV-Block I. Grades		1	—
AV-Block II. Grades		5	—
Extreme Frequenzwerte	Bradykardie (im Schlaf)		Tachykardie (Training)
		n	n
	<30/min 0		<180/min 11
	30—39/min 12		180—200/min 24
	40—49/min 31		201—210/min 14
	50—59/min 7		>210/min 1

Physiologische Rhythmusvarianten beim Sportler

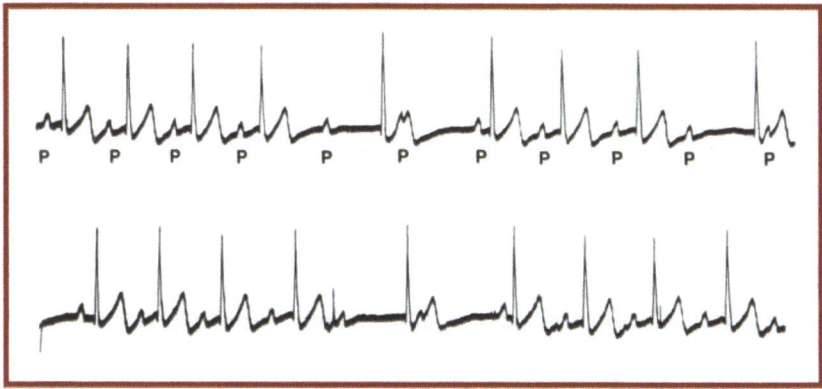

Abb. 12: Beispiel von AV-Blockierungen II. Grades bei Sportlern. Die Abb. zeigt die typische Wenckebach-Periodizität, hier bei einem 12jährigen Schwimmer. Die P-Wellen sind markiert, sie zeigen die charakteristische Zunahme des PR-Abstandes, die 6. P-Welle wird nicht mehr übergeleitet, ab der 7. beginnt die Wenckebach-Periodizität erneut.

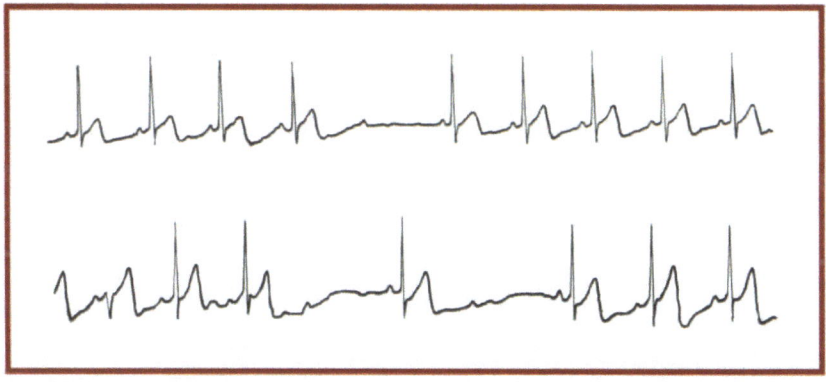

Abb. 13: Im Vergleich zu Abb. 12 zeigt diese Abbildung scheinbar den Typ II nach Mobitz. Die PR-Abstände bleiben unverändert, trotzdem kommt es im oberen Anteil zu einem einmaligen Ausbleiben der Überleitung, im unteren Streifen geschieht dies kurzfristig im Sinne einer 2:1-Blockierung. Während die Wenckebach-Periodizität bei Leistungssportlern als im Normbereich angesehen wird, gilt dies bisher nicht für den Mobitz-Typ. Die Abbildung stammt aus der Bandspeicherüberwachung bei einem Sportler, bei dem die weitere Diagnostik einschließlich His-Bündel-EKG keinen Hinweis für einen organischen Herzschaden zeigte.

übergeleitet werden, gelegentlich im 2:1-Rhythmus (s. Abb. 13). Überraschenderweise findet sich in der Bandspeicherüberwachung bei Hochleistungssportlern dieser Typ mindestens genauso häufig wie die klassische Wenckebach-Periodik (s. Tab. 1).
Der typische Mobitz II weist auf eine infranodale Schädigung hin und ist beim gleichzeitigen Auftreten von Synkopen ein Grund für die Implantation eines Schrittmachers. Es muß daher unterstrichen werden, daß das Mobitz-II-ähnliche Bild des Sportlers nicht dem typischen klinischen Mobitz II entspricht. Dieses Bild geht in der Klinik fast immer mit einem konstant oder zumindest inkonstant nachweisbaren Schenkelblock einher. Fehlt eine solche Blockierung beim Sportler, sollte man an der Diagnose zweifeln. Die genaue Analyse zeigt geringe Variationen im PQ-Intervall. Typisch ist auch, daß sich der echte Mobitz-Typ unter Belastungsbedingungen verstärkt, während die beschriebenen Veränderungen beim Sportler praktisch immer verschwinden. Im Zweifelsfall sollte ein His-Bündel-EKG angefertigt werden.

AV-Block III. Grades

Auch rein funktionelle Blockierungen III. Grades kommen vor, wenngleich selten (s. Abb. 14). Die italienische Arbeitsgruppe um *Venerando* beschrieb zwei Fälle dieser Art bei 12.000 untersuchten Sportlern. Charakteristisch für

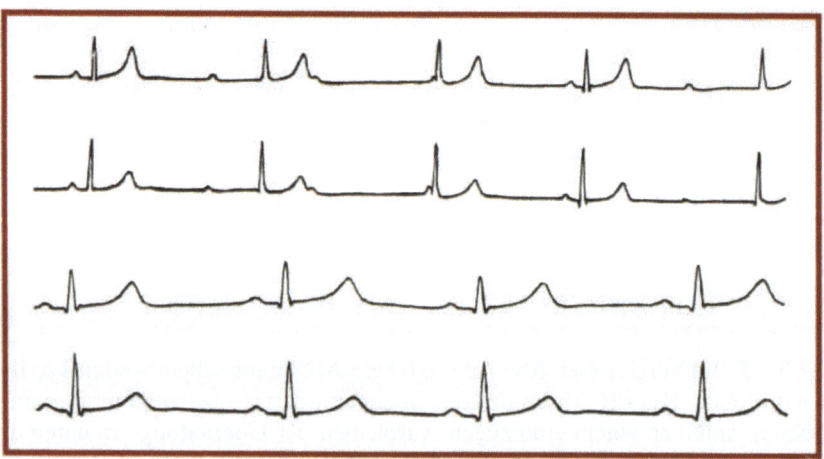

Abb. 14: Beispiel eines funktionellen AV-Blocks III. Bei der Sportlerin zeigten sich in Ruhe phasenweise totale AV-Dissoziationen bei supraventrikulärem Ersatzrhythmus (oben, Papiergeschwindigkeit 25 mm/s), die unter Belastung (unten, 50 mm/s) sofort verschwanden. Die elektrophysiologische Untersuchung ergab keine Auffälligkeiten.

diese funktionellen AV-Dissoziationen ist es, daß sie unter Belastungsbedingungen sofort verschwinden. Im Zweifelsfall sollte man auch hier ein His-Bündel-EKG veranlassen.

Kongenitaler totaler AV-Block
Zu unterscheiden ist dieses Phänomen natürlich von dem auch bei Sportlern vorkommenden Bild des *kongenitalen totalen AV-Blocks*. Bei solchen angeborenen Blockformen können supraventrikuläre Ersatzzentren teilweise unter Belastungsbedingungen Frequenzen von 130 — 150 erreichen, wobei die Blockierung erhalten bleibt. Dann ist Sport, teilweise auch Leistungssport, durchaus möglich. In anderen Fällen treten als Folge der ungenügenden Frequenzsteigerungen bereits bei niedrigen Belastungsintensitäten kompensatorisch teilweise gefährliche Extrasystolen auf. In diesen Fällen sollte man von intensiver betriebenem Sport abraten und die Notwendigkeit der Schrittmacherindikation diskutieren.

Schenkelblockbilder

Inkompletter Rechtsschenkelblock
Der Schenkelblock soll hier nur der Vollständigkeit halber erwähnt werden, da er nicht zum typischen Bild des Sportherzens gehört. Im Abschnitt 2.1 wurde bereits darauf hingewiesen, daß sich die Tendenz zu einer Betonung der Rechtsherzhypertrophie beim Athleten in dem Bild des sog. *inkompletten Rechtsschenkelblocks* (s. Abb. 15) manifestieren kann, bei dem es sich aber nicht um ein eigentliches Blockbild handelt.

Kompletter Rechtsschenkelblock
Bei Sportlern können gelegentlich *komplette Rechtsschenkelblockierungen* beobachtet werden, die immer auf eine Schädigung des Erregungsleitungssystems zurückzuführen sind. Die Leistungsfähigkeit dieser Sportler wird hierdurch im allgemeinen nicht beeinträchtigt.

Kompletter Linksschenkelblock
Dagegen sehen wir zwar häufiger als Zufallsbefund bei Breitensportlern, jedoch nie beim Hochleistungssportler, das Bild eines *kompletten Linksschenkelblocks*. Ein Linksschenkelblock ist somit stets Ausdruck einer diffuseren Herzmuskelschädigung, die sich nicht mit sportlichen Höchstleistungen vereinbaren läßt.
Dies besagt jedoch nicht, daß beim Breitensportler mit einem solchen Zufallsbefund Sportverbot erteilt werden sollte. Findet man beim Breitensportler einen Linksschenkelblock, so ist eine organisch faßbare Ursache auszuschließen. Besonders wichtig ist die Durchführung einer Echokardiographie zum

Rhythmusveränderungen beim Leistungssportler

Ausschluß einer Kardiomyopathie. Selbstverständlich ist ein Belastungs-EKG notwendig, um auszuschließen, daß zusätzliche Herzrhythmusstörungen auftreten. Rückbildungsstörungen im Belastungs-EKG des Patienten mit Linksschenkelblock dürfen dann, wenn sie in den blockbestimmten Ableitungen (V4 und V6) auftreten, nicht im Sinne von koronaren Durchblutungsstörungen interpretiert werden, da sie durch den Block falsch negativ bedingt sein können. Werden gleichzeitig entsprechende Beschwerden angegeben, so ist im Zweifelsfall die Durchführung einer Myokardszintigraphie anzuraten.

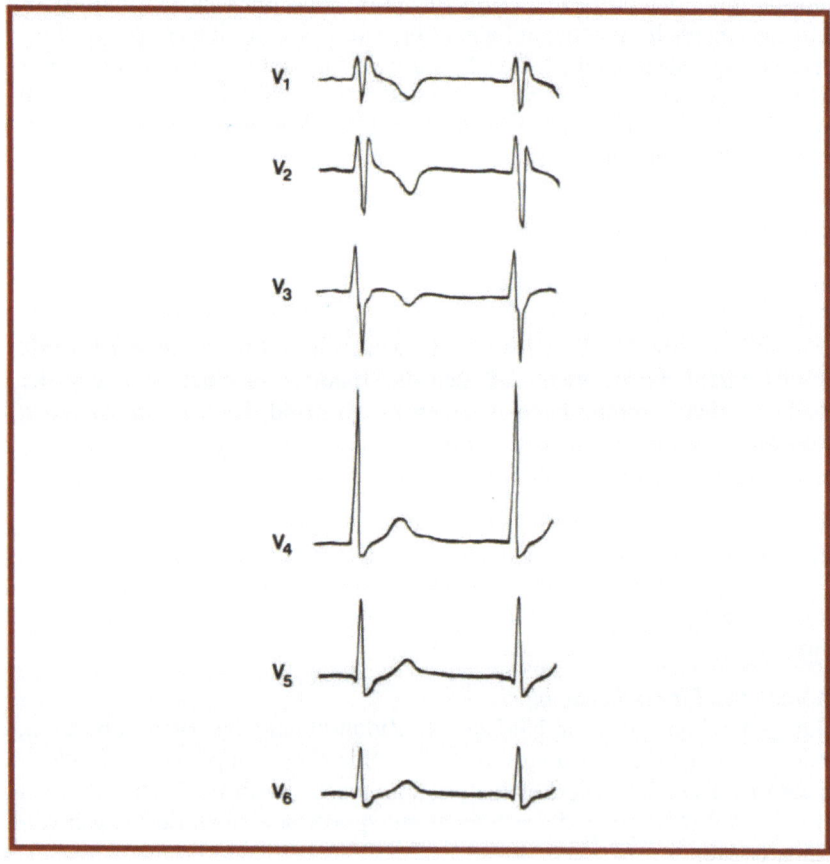

Abb. 15: Typische Hypertrophiezeichen im Sportherz-EKG. Die Rechtshypertrophie zeigt sich in der Rechtsverspätung in Form eines M-förmigen Kammerkomplexes in V1 und V2. Die Linkshypertrophie zeigt sich in der sehr hohen R-Zacke in V4.

3 Nichttrainingsbedingte Rhythmusstörungen beim Sport

Selbstverständlich können beim Sporttreibenden auf allen Ebenen — beim Leistungssportler, Breitensportler sowie beim Patienten, der sich im Rahmen der kardialen Rehabilitation belastet — Rhythmusstörungen auftreten, die in ihrer Entstehung vom Sport völlig unabhängig sind, die aber möglicherweise durch körperliche Belastung ausgelöst werden und besondere Gefahrenmomente mit sich bringen können. Im Gegensatz zu den bradykarden Erregungsbildungs- und -leitungsstörungen, die als Folge der Vagotonie beim Trainierten entstehen, sind diese Rhythmusvarianten vor allem der Gruppierung der sog. aktiven Heterotopien oder tachykarden Rhythmusstörungen zuzurechnen.

Extrasystolen
Die Einführung der Langzeit-EKG-Registrierung, insbesondere die moderne Computerauswertung, hat zu der überraschenden Erfahrung geführt, daß im Prinzip alle Formen der Rhythmusstörung beim Gesunden, also auch beim Sportler, vorkommen können. In der Literatur, aber auch im Rahmen des „ärztlichen Standardwissens" findet sich häufig die Ansicht, daß Sportler vermehrt Extrasystolen aufweisen. Begründet wird dies mit der Tendenz zur Bradykardie, die die Entstehung von Extrasystolen begünstigen soll.
Aus dem Ruhe-EKG heraus läßt sich eine solche Ansicht nicht begründen. Wir selbst finden im Ruhe-EKG des Sportlers in 2 % der Fälle Extrasystolen. Dies ist deutlich weniger als die Häufigkeit im EKG sog. „Herzgesunder", die nach der Literatur bei 5 % liegt. Auch im Langzeit-EKG kommen beim Sportler Extrasystolen seltener vor als bei Herzgesunden, für die in der Literatur eine Inzidenz von 70 % ventrikulärer Extrasystolen angegeben wird (s. Tab. 1).
Wichtig ist nicht nur die Frage nach der Häufigkeit, sondern auch nach der Komplexität von Extrasystolen. Nach der Meinung mancher Untersucher kommen repetitive Rhythmusstörungen bei Herzgesunden überhaupt nicht vor, MEINERTZ findet eine Häufigkeit von 7 %. Alle Untersucher sind sich darin einig, daß zwar nur eine lockere Zuordnung des Auftretens von Extrasystolen zur Schwere der Herzerkrankung besteht, daß aber mit zunehmender Schwere kardialer Erkrankungen komplexe Extrasystolen häufiger und schwerer werden. Wenn man davon ausgeht, daß Sporttreibende eine gesundheitlich positiv selektierte Gruppe sind, steht es zu erwarten, daß komplexe Arrhyth-

Nichttrainingsbedingte Rhythmusstörungen beim Sport

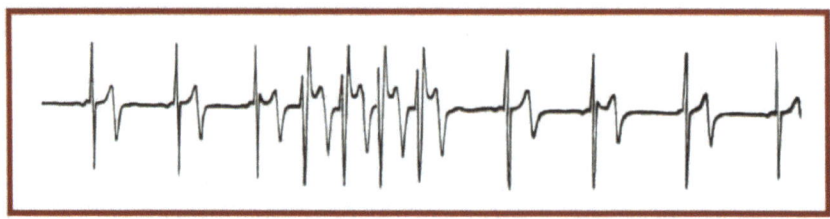

Abb. 16: Zufallsbeobachtungen einer komplexen Extrasystolie-Salve bei einem sonst völlig gesunden Leistungssportler während der Bandspeicherüberwachung (beobachtet von HORST, 1983, in dem Material unseres Instituts).

mien eher seltener sind. Salven gehören bei Sportlern (s. Abb. 16) somit zu den seltenen Befunden.

Belastungsinduzierte Extrasystolen sind dagegen kein Teil des „normalen" Bildes des Sportler-EKGs. Sie sind in jedem Fall pathologisch zu bewerten. Die früher häufig gehörte Annahme, daß Ruheextrasystolen, die unter Belastung verschwinden, als „harmlos" angesehen werden dürften, ist heute nicht mehr richtig. Es läßt sich immer wieder beobachten, daß durch Infekte in Ruhe Extrasystolen entstehen (s. Abb. 17), die unter Belastungsbedingungen dann gewissermaßen durch die Zunahme der Sinusfrequenz „überfahren" werden, im Gegensatz zu Extrasystolen, die durch koronare Durchblutungsstörungen verursacht werden und die deshalb mit steigender Belastungsintensität an Häufigkeit und Schwere zunehmen.

Klinische Wertung

Als mögliche *Ursachen für Extrasystolen* können beim Sporttreibenden im Prinzip alle kardialen Erkrankungen angesehen werden. Beim jüngeren Menschen wird man vor allem an eine *Myokarditis* oder neuerdings auch an einen *Mitralklappenprolaps* denken, beim älteren Menschen an eine *koronare Herzkrankheit,* besonders dann, wenn die Extrasystolen unter Belastungsbedingungen ausgelöst werden.

An eine myokarditische Beteiligung muß vor allem dann gedacht werden, wenn Rhythmusstörungen neu auftreten bzw. im Zusammenhang mit einem durchgemachten Infekt. Wir haben einige eindrucksvolle Fälle gesehen, bei denen bei Hochleistungssportlern im Zusammenhang mit *Fokalinfekten,* beispielsweise Zahngranulomen, komplexe Extrasystolen auftraten, die nach Abklingen wieder verschwanden.

Auch an Kalium- bzw. Magnesiumdefizite sollte beim Sportler mit Rhythmusanomalien immer gedacht werden. Wegen der geringen Aussagekraft der Serumwerte sollte — auch bei normalem Serumspiegel — eine Bestimmung des intrazellulären K und Mg in Betracht gezogen werden. Hier bietet sich als Methode die Untersuchung der Erythrozyten auf K und Mg an. Die probatorische Verabreichung eines K-Mg-Präparates (z. B. K-Mg-Aspartat) über 4—6 Wochen erlaubt eine Ex-juvantibus-Diagnose. Oft ist aber die Ursache von Extrasystolen nicht zu finden.

Treten Extrasystolen in polytoper und/oder komplexer Form neu auf, so ist Vorsicht angezeigt. Die üblichen Entzündungsparameter (BSG) sind zu überprüfen, eine Fokalsuche ist durchzuführen, eventuell eine Echokardiographie zum Ausschluß eines Mitralklappenprolapses. Man sollte durch eine Ergometrie abklären, wie sich die Rhythmusstörungen unter Belastung verhalten. Dabei sind auch häufige Extrasystolen kein Abbruchgrund, da die Information, ob sie bei höheren Belastungen wieder verschwinden, von praktischer Bedeutung ist (s. Abb. 17). Bei polytopen Extrasystolen oder Salven sollte jedoch der Belastungstest abgebrochen werden.

Folgendes *praktische Vorgehen* ist anzuraten:

1. Ein organischer Herzbefund wird gefunden, auf den die Extrasystolen bezogen werden können. Dann steht die Behandlung dieser Grunderkrankung im Vordergrund.
2. Ein organischer Herzbefund findet sich nicht, es handelt sich um früher nicht vorhandene Rhythmusstörungen. In diesem Fall sollte man zur

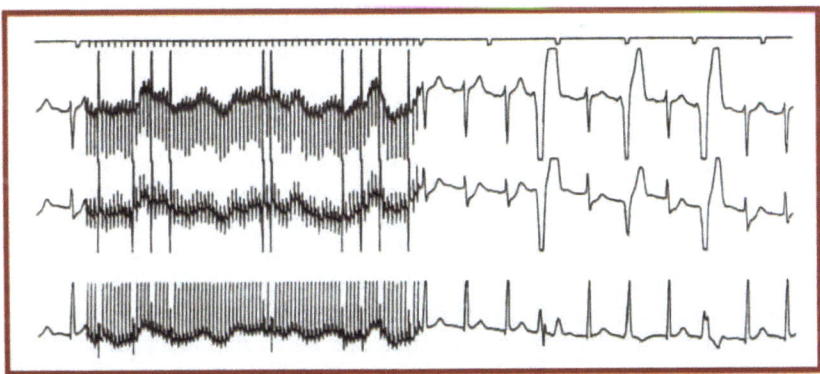

Abb. 17: Bei einem deutschen Fußballnationalspieler traten nach einem Infekt während Belastung ventrikuläre Extrasystolen auf. Im Belastungs-EKG sind sie zunächst links bei langsamer Zeitschreibung erkennbar, rechts bei rascherem Papiervorschub sogar in Form eines Bigeminus. Trotz dieser Störungen spielte er noch mehrere Monate weiter, bis massiv Herzbeschwerden auftraten. Nach einer dann unter dem Verdacht einer Myokarditis durchgeführten klinischen Behandlung bildeten sich die Störungen weitgehend zurück.

Zurückhaltung mahnen, nach Foci suchen, Elektrolytdefizite ausgleichen und/oder probatorisch ein Kalium-Magnesium-Präparat verordnen. Mit dem Leistungssport sollte man für einige Wochen aussetzen lassen. Die weitere Entscheidung hängt von der Verlaufsbeobachtung ab. Verschwinden die Rhythmusstörungen oder stabilisiert sich der Befund, kann wieder Sport erlaubt werden.

3. Es handelt sich um nichtkomplexe Rhythmusstörungen, die schon seit längerer Zeit bestehen, ein organischer Befund wird nicht erhoben. In solchen Fällen kann man unter weiterer Kontrolle und der Annahme, daß es sich möglicherweise um einen Zustand nach früher durchgemachter Myokarditis handeln könnte, sportliche Aktivität, auch Leistungssport, erlauben.

4. Ein organischer Befund wird nicht erhoben, es finden sich reproduzierbar im Belastungs-EKG komplexe Rhythmusstörungen, teilweise in Salvenform (s. Abb. 18). Dies ist im allgemeinen der problematischste Fall im Rahmen der sportmedizinischen Beratung. Manche klinischen Autoren neigen dazu, solche Athleten als „herzgesund" zu bezeichnen und ihnen jede Form der körperlichen Aktivität zu gestatten. Hierbei muß allerdings berücksichtigt werden, daß nicht bekannt ist, wie sich solche Arrhythmien unter den Bedingungen einer extremen Azidose und hoher Katecholaminspiegel unter Belastung auswirken können. Wir raten daher solchen Sportlern vom Hochleistungssport ab, solange sich diese Rhythmusstörungen finden. Nicht selten kann ein Versuch mit einem Kalium-Magnesium-Präparat eine Besserung bringen. Falls dies nicht ausreichend ist, kann eine Therapie mit einem Betablocker, speziell mit dem Sotalol, durchgeführt werden, dem eine spezifische antiarrhythmische Klasse-III-Wirkung zukommt. Der Einsatz von Antiarrhythmika der Klasse I ist nicht angezeigt angesichts der hohen Nebenwirkungsrate und der Fragwürdigkeit ihrer prognostischen Auswirkungen auf die Lebenserwartung bei sonst organisch gesundem Herzen. Auf jeden Fall sollte ein Sportler, bei dem solche Rhythmusstörungen bestehen, mit dem Leistungssport aussetzen, ganz besonders dann, wenn er mit einem Betablocker behandelt wird, da hierdurch die Herzleistung gebremst wird. Die Frage, inwieweit er sich breitensportlich betätigen kann, ist von der Schwere der Rhythmusstörung bzw. der Belastungsintensität abhängig zu machen, ab der sie auftritt.

5. Es besteht ein organpathologischer Befund, beispielsweise ein Zustand nach durchgemachtem Herzinfarkt, und es werden reproduzierbar unter Belastungsbedingungen komplexe Extrasystolen ausgelöst. Wenn es sich dabei um einen Patienten handelt, der im Rahmen von Rehabilitationsprogrammen Sport betreibt, versuchen wir, eine antiarrhythmische Behandlung durchzuführen, wobei wir uns von deren Wirksamkeit durch eine Belastungskontrolle überzeugen. Die Mittel der ersten Wahl sind hier auch wie-

derum Betablocker, speziell Sotalol. Falls diese unwirksam bleiben, kann bei höhergradigen und häufigeren belastungsinduzierten Rhythmusstörungen auch ein Versuch mit Klasse-I-Antiarrhythmika unternommen werden.

Paroxysmale Tachykardien

Das Auftreten paroxysmaler Tachykardien unter Belastung stellt ein häufiges sportmedizinisches Problem dar, da solche Rhythmusstörungen oft durch spezifische körperliche Belastungen ausgelöst werden. Zahlreiche Sportler berichten über das Auftreten von „Herzjagen" bei ganz speziellen Bewegungen, oft ausgelöst durch plötzliche Drehbewegungen, durch Pressen oder beim Sprung ins Wasser durch den Aufschlag des Körpers. Im allgemeinen handelt es sich um *supraventrikuläre Tachykardien*. Im fahrradergometrischen Test lassen sich solche Rhythmusstörungen wegen des ruhig gehaltenen Oberkörpers meist nicht nachvollziehen. Hier kann es im Einzelfall notwendig werden, eine

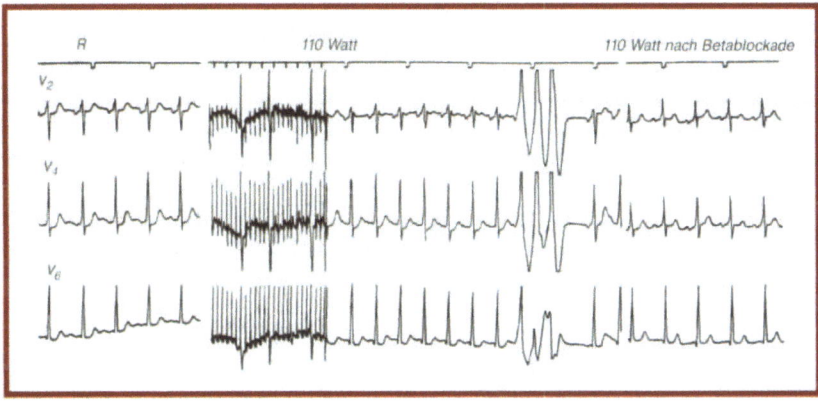

Abb. 18: EKG-Beispiel zum Beleg der Notwendigkeit sportmedizinischer Vorsorgeuntersuchungen. Das EKG wurde während einer solchen Untersuchung bei einem 45jährigen, offensichtlich gesunden und beschwerdefreien Breitensportler registriert. Im Ruhe-EKG (links) finden sich keine Auffälligkeiten. Unter Belastung bei 110 Watt (Mitte) zeigen sich bei einem langsamen Papiervorschub gut sichtbare ventrikuläre Extrasystolen. Nach dem Schnellerstellen des Papiervorschubes wird eine gefährliche Salve beobachtet, die den sofortigen Abbruch der Belastungsuntersuchung veranlaßte. Bei Wiederholung der Untersuchung nach Gabe eines Betablockers sind Rhythmusstörungen nicht mehr zu beobachten, wie dies der rechte Streifen andeuten soll. Es zeigt sich hier auch, daß die geringen Rückbildungsstörungen, die in V6 während des Belastungstests auftraten, unterdrückt werden.

Bandspeicheruntersuchung während des Sports durchzuführen, um eine genauere Analyse zu erlauben (Abb. 19).

Supraventrikuläre Tachykardien
Die supraventrikuläre Tachykardie wird überwiegend als harmlos angesehen. Auch hier ist im Hochleistungssport jedoch nicht auszuschließen, daß sie bei Extrembelastungen zu speziellen Problemen führen kann. Todesfälle im Sport in diesem Zusammenhang sind jedoch (mit Ausnahme des WPW-Syndroms, s.u.) bisher nicht bekannt geworden. Eine medikamentöse Behandlung ist beim aktiven Leistungssportler wegen solcher Arrhythmien nicht möglich, da sich alle antiarrhythmischen Substanzen negativ auf die kardiale Leistungsfähigkeit auswirken können. Ausgenommen sind die K-Mg-Präparate, die bei Vorliegen insbesondere intrazellulärer K-Mg-Imbalancen gegebenenfalls sogar leistungsfördernde Auswirkungen aufweisen können. Beim Breitensportler wird man eine medikamentöse Behandlung nur in Erwägung ziehen, wenn Häufigkeit und Schwere der Anfälle dies notwendig machen. Ein Versuch erscheint auch hier mit Betablockern, speziell mit Sotalol oder mit dem

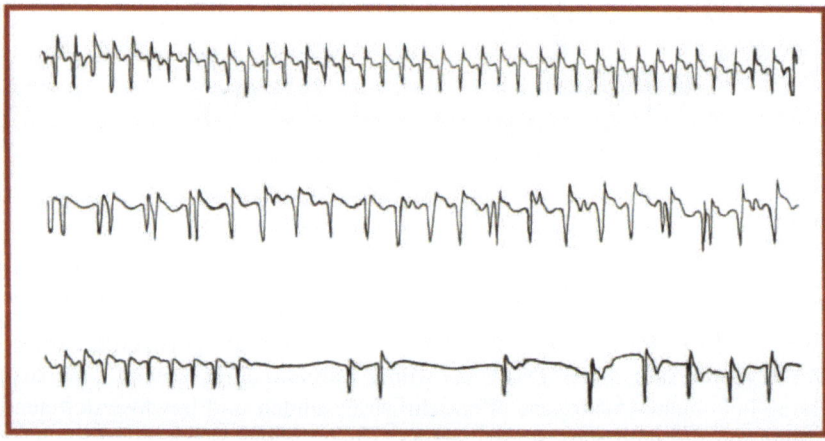

Abb. 19: Ein Basketballspieler der Regionalliga gab das gehäufte Auftreten von paroxysmalen Tachykardien im Spiel an. Die Anfälle dauerten bis zu 20 Minuten. Zur näheren Analyse wurde ihm ein Bandspeichergerät mitgegeben. Der damit registrierte Anfall zeigt eine supraventrikuläre Tachykardie mit einer Frequenz von 240 (oberer Streifen). Der untere Streifen zeigt schließlich den spontanen Rückschlag in den Sinusrhythmus. Wegen der hohen Frequenz und wegen der Art der Rhythmusstörung wurde in diesem Fall von weiterem Leistungssport abgeraten.

Nichttrainingsbedingte Rhythmusstörungen beim Sport

Ca-Antagonisten Verapamil, angezeigt. Soweit erkennbare mechanische Auslöseursachen vorhanden sind, sollten diese durch Wechsel der Sportart vermieden werden. Ein solcher Ratschlag läßt sich allerdings bei einem auf seine Sportart fixierten Leistungssportler meist nicht umsetzen. Es ist sehr schwierig, beispielsweise einen Basketballspieler, bei dem sich wegen der plötzlichen Drehbewegungen während des Spiels häufig Tachykardien einstellen, in einen Langläufer umfunktionieren zu wollen.

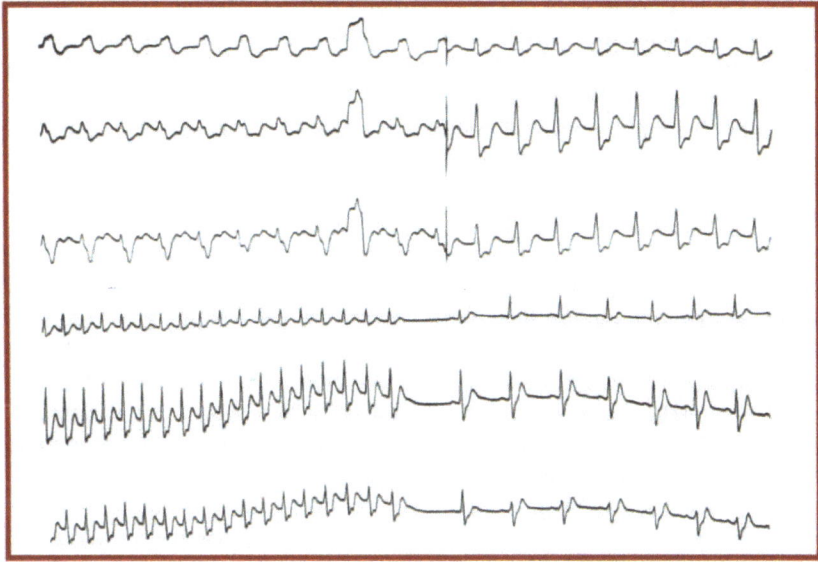

Abb. 20: Bei einem 17jährigen Fußballspieler wurden bereits mehrfach ergebnislose Untersuchungen, einschließlich fahrradergometrischer Tests durchgeführt, wegen der Klage von Herzjagen unter Belastung. Erst als ein Belastungstest in Form eines Fußballspieles durchgeführt wurde, konnten diese Angaben als paroxysmale Tachykardien erkannt werden. Das EKG demonstriert die direkt nach dem Spiel durchgeführte Aufzeichnung. Im 1. Teil oben zeigt sich bei 50 mm/s Papiervorschub zunächst eine Tachykardie von 200/min mit schenkelblockartig deformierten Kammerkomplexen, die dann in eine typische supraventrikuläre Tachykardie mit gleicher Frequenz umspringt. Eine ventrikuläre Tachykardie im 1. Teil ist wegen der gleichen Frequenz unwahrscheinlich. Es könnte sich am ehesten um die Kombination mit einer frequenzbedingten Blockierung des linken Schenkels handeln. Weniger wahrscheinlich ist ein WPW im Anfall. Unten zeigt sich bei halber Papiergeschwindigkeit der spontane Umschwung in einen regulären Sinusrhythmus.

Ventrikuläre Tachykardien

Ventrikuläre Tachykardien kommen im Gegensatz zu supraventrikulären beim organisch gesunden Herzen nicht vor. Soweit sie formal auch beim Sportler auftreten, sollte daran gedacht werden, ob es sich nicht um die Kombination einer supraventrikulären Tachykardie mit einem belastungsinduzierten Linksschenkelblock handelt (s. Abb. 20). Soweit Kammertachykardien bei sporttreibenden Herzpatienten auftreten, ist eine medikamentöse Behandlung absolut notwendig. Es empfiehlt sich zunächst wieder ein Versuch mit einem Betablocker, speziell Sotalol, wobei man sich von der Wirksamkeit durch eine Kontrolle des Bandspeicher-EKGs überzeugen sollte. Falls der Versuch erfolglos bleibt, kommt ein Phase-I-Antiarrhythmikum in Frage. Auch hier sollte an die Möglichkeit einer Verursachung durch Elektrolytdefizite gedacht werden, besonders bei Patienten, die Diuretika einnehmen. Probatorisch kommt ein Kalium-Magnesium-Präparat in Frage.

Vorhofflimmern

Paroxysmales und kontinuierliches Vorhofflimmern

Das Vorhofflimmern führt unter körperlicher Aktivität zu zahlreichen Problemen, die den älteren Breitensportler bzw. den sporttreibenden kardialen Patienten betreffen. Es tritt anfallsartig auf, oder es kann kontinuierlich bestehen. Beim *paroxysmalen Vorhofflimmern* läßt sich im Regelfall keine organische Ursache finden. Häufig wird diese Form der Rhythmusstörung durch Belastung ausgelöst. Zahlreiche Patienten berichten, daß bei ihnen Rhythmusstörungen im Zusammenhang mit plötzlichen Bewegungen, beim Schwimmen oder beim Sprung ins Wasser, auftreten. Der Versuch, die Rhythmusstörungen in der Fahrradergometrie zu reproduzieren, verläuft meist negativ, da hier, ebenso wie bei den supraventrikulären Tachykardien, offensichtlich bestimmte mechanische Momente auslösend sind (s. Abb. 21).

Die Diagnose ergibt sich meist aus der genauen Anamnese. Im Gegensatz zu Extrasystolen wird eine erhöhte Pulsfrequenz über längere Zeit hinweg angegeben, die zwar wie bei der supraventrikulären Tachykardie schlagartig einsetzt, aber nicht wie die letztere schlagartig verschwindet. Auf jeden Fall sollte man versuchen, eine EKG-Registrierung zu erhalten, entweder durch ein Langzeit-EKG oder durch den Hinweis an den Sportler, im Falle des Auftretens der Rhythmusstörung sofort ein EKG anfertigen zu lassen.

Falls bei einem Sporttreibenden Vorhofflimmern paroxysmal oder dauernd vorkommt, stellt sich die Frage nach der weiteren sportlichen Belastbarkeit bzw. nach einer medikamentösen oder elektromedizinischen Behandlung. Hierzu ist zunächst die Abklärung der möglichen Ursache erforderlich. Auszuschließen sind besonders eine Thyreotoxikose, ein Mitralvitium sowie eine

Kardiomyopathie. Für die letzten beiden Möglichkeiten bietet sich die Echokardiographie an.

Die Frage des Einflusses des Vorhofflimmerns auf die *körperliche Leistungsfähigkeit* hängt von der bestehenden Grundkrankheit ab, soweit eine solche nicht zu finden ist, von der Frage der Häufigkeit der Anfälle bzw. der Herzfrequenz in Ruhe und/oder unter Belastung. Die absolute Arrhythmie an sich beeinträchtigt die Leistungsfähigkeit erstaunlich wenig. Offensichtlich spielt die regelmäßige Vorhofaktion für die Kammerfüllung eine geringere Rolle als meist angenommen. Wir verfügen über eine Reihe von Einzelbeobachtungen

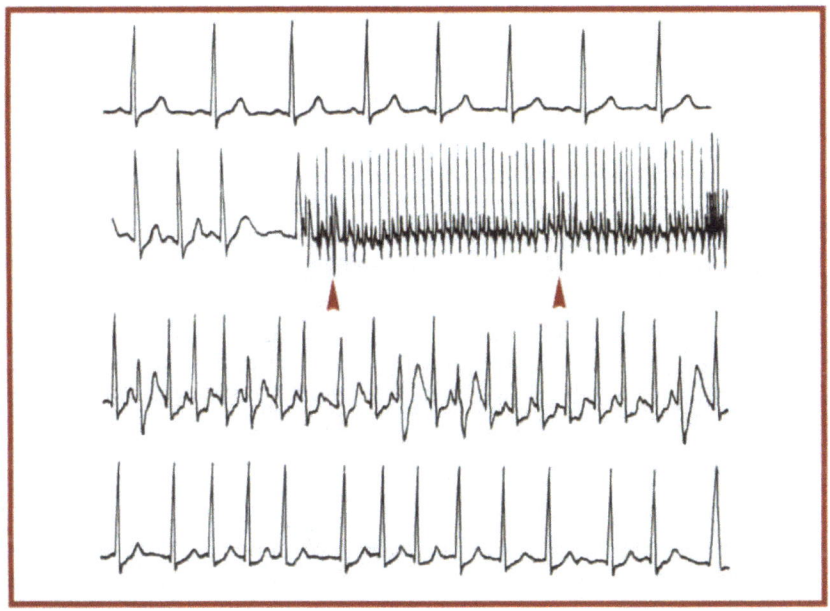

Abb. 21: Beispiel eines unter Belastung ausgelösten paroxysmalen Vorhofflimmerns. Bei dem 60jährigen Patienten wird in der Vorgeschichte gelegentliches „Herzklopfen" angegeben. Der obere Streifen zeigt in Ruhe Sinusrhythmus, der zunächst auch im 2. Streifen unter Belastung erhalten bleibt. Auch die langsamere Registrierung läßt noch deutlich regelmäßige RR-Abstände erkennen, allerdings einzelne Extrasystolen (s. 1. Markierung). Eine dieser Extrasystolen löst dann offensichtlich das Vorhofflimmern aus (2. Markierung), deutlich durch die unregelmäßigen RR-Abstände. Besser wird dies bei schnellerer Schreibung erkennbar (3. Streifen). Auch nach Belastung bleibt die absolute Arrhythmie bestehen (4. Streifen). Sie verschwand erst einige Stunden nach Gabe von Chinidin.

an Breitensportlern mit permanentem Vorhofflimmern, die teilweise erstaunlich leistungsfähig sind. Wichtiger ist die Frage der Herzfrequenz. Beim Vorhofflimmern kommt es häufig zu inadäquaten Herzfrequenzanstiegen in Ruhe und besonders auch unter Belastung, die nicht von den metabolischen Bedürfnissen der Muskulatur, sondern von Zufälligkeiten der Überleitung der Flimmerwellen auf die Kammer bedingt sind. Besonders unangenehm sind paroxysmale Zustände mit hohen Frequenzen (Tachyarrhythmien). Im einzelnen können folgende *Verhaltensrichtlinien* beim sporttreibenden Patienten mit Vorhofflimmern gegeben werden:

1. Beim *paroxysmalen Vorhofflimmern* hängt die Frage der Notwendigkeit einer Behandlung von Häufigkeit und Dauer der Anfälle sowie vom Ausmaß der Frequenzsteigerung ab. Seltene Anfälle mit geringen Frequenzen wird man nicht behandeln, umgekehrt häufige Anfälle mit vom Patienten als sehr unangenehm empfundenen Frequenzsteigerungen dagegen medikamentös angehen. Eine Elektrotherapie *(Elektrokonversion)* wird im allgemeinen nicht notwendig sein, da das anfallweise Auftreten beinhaltet, daß die Zustände spontan oder unter Medikamenten wieder verschwinden. Eine Elektrokonversion wird nur dann notwendig, wenn bedrohliche Tachyarrhythmien vorhanden sind. Entschließt man sich zu einer *medikamentösen Behandlung,* so kommen hierfür besonders Verapamil oder Chinidin in Frage. Sind die Anfälle nur selten, genügt eventuell auch eine Einstellung mit Digitoxin, das hier geeigneter ist als Digoxin, um im Anfall die Kammerfrequenz zu senken. Auch hier sollte der Sportler versuchen herauszufinden, welche Reize die Anfälle auslösen, wie beispielsweise plötzliche Bewegungen oder Kältereize beim Sprung ins Wasser, und diese meiden. Eventuell kann auch die prophylaktische Gabe eines Kalium-Magnesium-Präparates die Anfallshäufigkeit vermindern. Eine Antikoagulantienbehandlung oder eine Behandlung mit Thrombozytenaggregationshemmern zur Verhinderung thrombembolischer Komplikationen ist nicht erforderlich. Selbstverständlich sollte der Sportler dann, wenn eine medikamentöse Behandlung mit potentiell kardiodepressiven Substanzen wie Chinidin oder Verapamil erforderlich ist, auf leistungssportliche Aktivitäten verzichten. Breitensport ist dagegen möglich.
2. Besteht ein *kontinuierliches Vorhofflimmern,* so hängt die Entscheidung von der Grundkrankheit, der Dauer der Arrhythmie sowie dem echokardiographischen Befund ab. Bei einer nachweisbaren Grundkrankheit entscheidet man selbstverständlich nach dieser über die Therapie. Ist keine organische Ursache zu finden, besteht das Flimmern erst relativ kurze Zeit und findet sich echokardiographisch keinerlei Aufweitung des linken Vorhofes, so sollte man den Versuch einer Umstellung des Rhythmus empfehlen. Hierzu wird man zunächst einen medikamentösen Therapieversuch mit

Chinidin unternehmen, falls dies nicht erfolgreich ist, den Versuch einer Elektrokonversion. Bei einem bereits jahrelang bestehenden Vorhofflimmern, besonders bei bereits bestehender Aufweitung des linken Vorhofs, kann ein solcher Versuch gleichfalls unternommen werden, er wird jedoch im allgemeinen nicht zu einem positiven Resultat führen. Eine Antikoagulantien- bzw. Thrombozytenaggregationshemmer-Therapie wird auch beim dauernden Vorhofflimmern nicht notwendig sein, solange keine besonderen Gründe (z. B. embolische Komplikationen in der Anamnese) dies sinnvoll erscheinen lassen.

Sportliche Belastung beim Vorhofflimmern ist möglich. Man sollte für die Beratung einen Belastungstest durchführen. Trotz einer scheinbar gut eingestellten Kammerfrequenz in Ruhe kann bei der absoluten Arrhythmie unter Belastung die Frequenz bereits bei niedrigen Intensitäten erheblich überschießen. Digitalis senkt bei der Tachyarrhythmie zwar die Ruheherzfrequenz, die Belastungsherzfrequenz wird jedoch kaum beeinflußt. In solchen Fällen sollte man versuchen, durch Betablocker oder Ca-Antagonisten wie Verapamil die Belastungsfrequenz zu senken.

3. Spezielle Probleme ergeben sich beim *körperlich aktiven Patienten mit absoluter Arrhythmie und bestehender kardialer Grundkrankheit*. In solchen Fällen muß jeweils im Einzelfall, abhängig von der Schwere der Erkrankung, die Frage der Belastbarkeit des Patienten entschieden werden. Als für die Praxis zunehmend wichtige Problematik soll auf den *Patienten nach Herzklappenersatz* hingewiesen werden. In zahlreichen Herzsportgruppen sind diese Patienten in zunehmender Anzahl vertreten. Viele Prothesenträger, besonders nach Mitralklappenersatz, weisen Vorhofflimmern auf. In diesem Zusammenhang ist es wichtig zu wissen, daß die Klappenmechanik auch von der Herzfrequenz abhängig ist. Bei Schlagzahlen über 120 kommt es bei den meisten Klappenprothesen zu einer erheblichen Verschlechterung der Klappendynamik. Bei solchen Patienten sollte in ganz besonderem Maße die Frequenz unter Belastungsbedingungen kontrolliert und eventuell, wie unter 2 ausgeführt, gesenkt werden.

Vorhofflattern
Vorhofflattern ist hämodynamisch wesentlich ungünstiger als Vorhofflimmern. Besonders unter Belastungsbedingungen kann es zu plötzlichen Sprüngen in der Überleitung, beispielsweise von 5:1 auf 3:1, und damit zu plötzlichen Frequenzsprüngen kommen, die von einem vorgeschädigten Herzen oft nur schlecht toleriert werden. Bevor einem Patienten mit Vorhofflattern Sport erlaubt wird, sollte daher versucht werden, dies durch eine medikamentöse oder Elektrotherapie zumindest in ein Vorhofflimmern zu überführen.

Nichttrainingsbedingte Rhythmusstörungen beim Sport

Kammerflimmern

Dem Kammerflimmern kommt im Zusammenhang mit dem Sport besondere Bedeutung zu, da es unter körperlicher Belastung ausgelöst werden kann. Bei 90 % dieser Patienten findet sich bei der Obduktion eine vorbestehende Herz-Kreislauf-Erkrankung (s. Abb. 22). Im häufigsten Fall, dem plötzlichen Todesfall des über 35jährigen Mannes, liegt zu 80 % eine koronare Herzkrankheit zugrunde. Bei dem wesentlich selteneren Tod des jungen Menschen beim Sport findet sich ein bunteres Bild aus hypertropher Kardiomyopathie, Myokarditis, Mitralklappenprolaps, Aortenklappenstenose, angeborenen Vitien (speziell Zustand nach operierten Vitien), Koronargefäßanomalien etc. Unabhängig davon, welches die zugrundeliegende organische Ursache ist, kann davon ausgegangen werden, daß auslösend für einen plötzlichen Herztod beim Sport fast immer ein Kammerflimmern ist. Auch bei dem plötzlichen

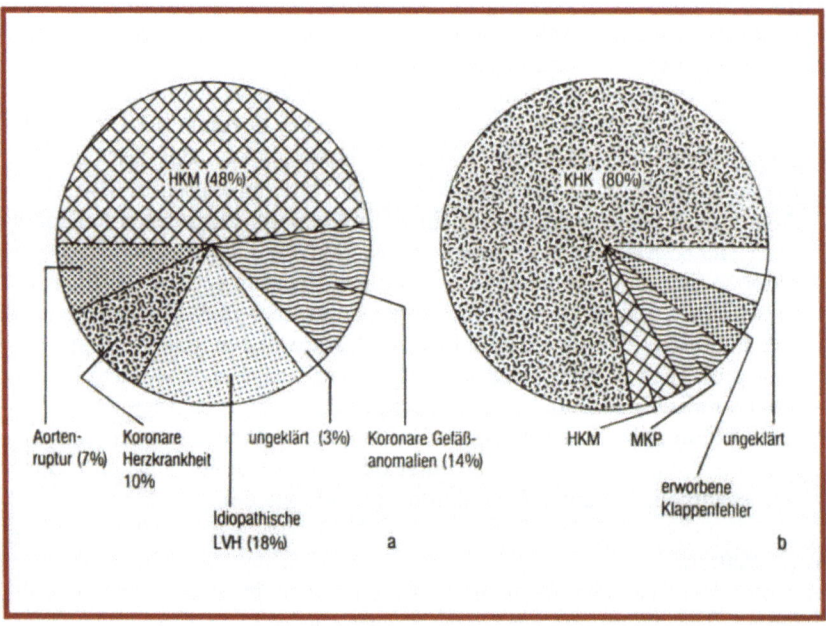

Abb. 22: Ursachen für den plötzlichen Tod bei Leistungssportlern. Dargestellt ist die Häufigkeit der Todesursachen beim jüngeren (unter 35 Jahre) (a) und beim älteren Sportler (über 35 Jahre) (b). HKM = hypertrophe Kardiomyopathie; LVH = linksventrikuläre Hypertrophie; MKP = Mitralklappenprolaps (nach MARON, aus: ROST R, WEBERING F: Kardiologie im Sport. Deutscher Ärzte-Verlag: Köln 1987: 149–164).

Tab. 2: Übersterblichkeit während des Sports

	Sportart	Alter	Übersterblichkeit
Pool, 1986	„alles"	12 — 73	1,8
Thompson, 1982	Laufen	30 — 64	7
Siscovick, 1984	„alles"	20 — 75	5 — 56

nach Pool, 1986

Herztod des Koronarpatienten unter Belastung liegt nur in seltenen Fällen ein Myokardinfarkt vor, im allgemeinen handelt es sich um eine akute Rhythmusstörung. Begünstigend für die Auslösung des Kammerflimmerns wirken belastungsinduzierte Elektrolytmangelzustände, speziell von K^+ und Mg^{++}. Eine entsprechende Substitution wirkt umgekehrt antifibrillatorisch und erhöht die Asphyxietoleranz (s. Seite 41ff).

Häufig wird argumentiert, daß solche Zwischenfälle gewissermaßen zwangsläufig bedingt sind und nur zufällig während körperlicher Aktivität auftreten. Diese Annahme trifft jedoch nicht zu. Sämtliche in dieser Richtung erhobenen Statistiken belegen, daß gemessen an der Häufigkeit von Todesfällen in Abhängigkeit vom Lebensalter nach den Lebenserwartungstabellen unter körperlicher Belastung eine deutliche Übersterblichkeit besteht (s. Tab. 2). Die Untersuchung von Siscovick hatte ergeben, daß bei Trainierten der plötzliche Todesfall unter Belastung 5×, bei Untrainierten sogar 56× häufiger eintritt als in Körperruhe.

Aus diesen Unterlagen ergibt sich, daß die Problematik des Kammerflimmerns unter körperlicher Belastung besonderer Beachtung bedarf. Die Frage der Notwendigkeit einer antiarrhythmischen Behandlung bei Patienten mit vorbestehender organischer Grundkrankheit und nachweisbarer Tendenz zu komplexen Arrhythmien unter körperlicher Belastung ist besonders sorgfältig zu stellen. Personen, die häufig mit Sport zu tun haben, wie Übungsleiter, Sportlehrer, Sportärzte sollten sehr sorgfältig in den vitalen *Erste-Hilfe-Maßnahmen* ausgebildet werden. Im Bereich des Sports mit Herzpatienten mit einem vergleichsweise hohen Risikograd, also bei Herzsportgruppen, hat es sich als unbedingte Voraussetzung eingebürgert, daß solche körperlichen Aktivitäten nur in Anwesenheit eines mit entsprechenden Notfallmedikamenten und Defibrillator ausgerüsteten Arztes stattfinden können.

WPW-Syndrom
Anschließend an die sportrelevanten Herzrhythmusstörungen soll das WPW-Syndrom besprochen werden, da dieses gerade im Zusammenhang mit dem Sport durch die hierbei auftretenden Rhythmusstörungen eine Reihe von Problemen mit sich bringt. Die folgenden Überlegungen gelten in gleicher Art

und Weise auch für andere Präexitations-Syndrome wie das LGL (Lown-Ganong-Levine-Syndrom, verkürzte Überleitungszeit ohne Verbreiterung des Kammerkomplexes).

Bei Trägern des WPW-Syndroms treten in $\frac{2}{3}$ der Fälle paroxysmale Rhythmusstörungen auf, meist in Form supraventrikulärer Tachykardien, aber auch in Form von Vorhofflimmern, das unter ungünstigen Bedingungen bei kurzer Überleitungszeit des Kent-Bündels zu Kammerflimmern führen kann. Aus diesem Grund wurden, wenn auch in sehr seltenen Fällen, auch im Zusammenhang mit sportlicher Belastung Todesfälle beschrieben.

Die Bedeutung des WPW-Syndroms für den Sport ergibt sich daraus, daß es sich als anlagebedingte Anomalie auch bei jüngeren Menschen findet. Oft wird sogar angenommen, daß Sportler häufiger ein WPW-Syndrom aufweisen als Nichtsportler. Diese Annahme dürfte jedoch darauf beruhen, daß Sportler eine besonders gut untersuchte Gruppe darstellen, bei denen eine derartige Anomalie schneller auffällt als beim Nichtsportler. Die Häufigkeit der Angabe des WPW-Syndroms in der Normalbevölkerung liegt bei 1,5 — 3 ‰. In dem von uns untersuchten Sportlergut finden wir nur eine geringgradig höhere Inzidenz.

Gerade bei dem WPW-Bild, das im Ruhe-EKG-Bild häufig eindrucksvoll ist (s. Abb. 23), besteht oft erhebliche Unsicherheit über das Verhalten im Zusammenhang mit körperlicher Aktivität. Nicht selten findet sich die Angabe, das WPW sei eine Kontraindikation gegenüber dem Sport. Aus unserer Erfahrung mit diesem Syndrom bei Sportlern kann folgendes abgeleitet werden:

1. Ein WPW kann rein funktionell oder im Zusammenhang mit organischen Herz-Kreislauf-Erkrankungen auftreten. Bei jedem Sportler mit WPW ist daher eine sorgfältige kardiale Untersuchung, speziell der Ausschluß eines angeborenen Vitiums oder einer Kardiomyopathie, erforderlich. Dies beinhaltet insbesondere die Durchführung einer zweidimensionalen Echokardiographie.
2. Läßt sich eine organische Herzkrankheit ausschließen und bestehen keine Rhythmusstörungen, so kann die Veränderung als „Schönheitsfehler" im EKG angesehen werden. Dem Athleten kann Sport erlaubt werden. Dies gilt auch dann, wenn im Belastungs-EKG Rückbildungsstörungen auftreten, die bekanntlich beim WPW-Syndrom als falschpositiv zu bewerten sind. Man sollte, um sicher zu sein, daß keine vom Betroffenen unbemerkten Rhythmusstörungen auftreten, eine Bandspeicheruntersuchung durchführen.

Eine gewisse Zurückhaltung ist in diesem Fall bei Hochleistungssportlern, speziell Berufssportlern, sowie im Nachwuchsbereich erforderlich. Berufssportler tendieren dazu, eventuelle Herzrhythmusstörungen zu dissimulieren, da sie im Falle der Diagnose für sie möglicherweise negative Konsequenzen — bis hin zum Sport- und aus ihrer Sicht damit Berufsverbot — nach sich ziehen können.

Im Falle des *Nachwuchssportlers* muß berücksichtigt werden, daß die Anfälle erst in späteren Lebensjahren auftreten können. Wir tendieren daher dazu, in der Beratung von Nachwuchssportlern, bei denen sich noch eine Umleitung in andere Sportarten durchführen läßt, WPW-Trägern Sportarten zu empfehlen, die weniger körperlich belastend sind und bei denen im Bedarfsfall ausgewechselt werden kann, wie beispielsweise Volleyball oder andere Mannschaftssportarten.

3. Treten bei einem WPW-Syndrom im Zusammenhang mit körperlicher

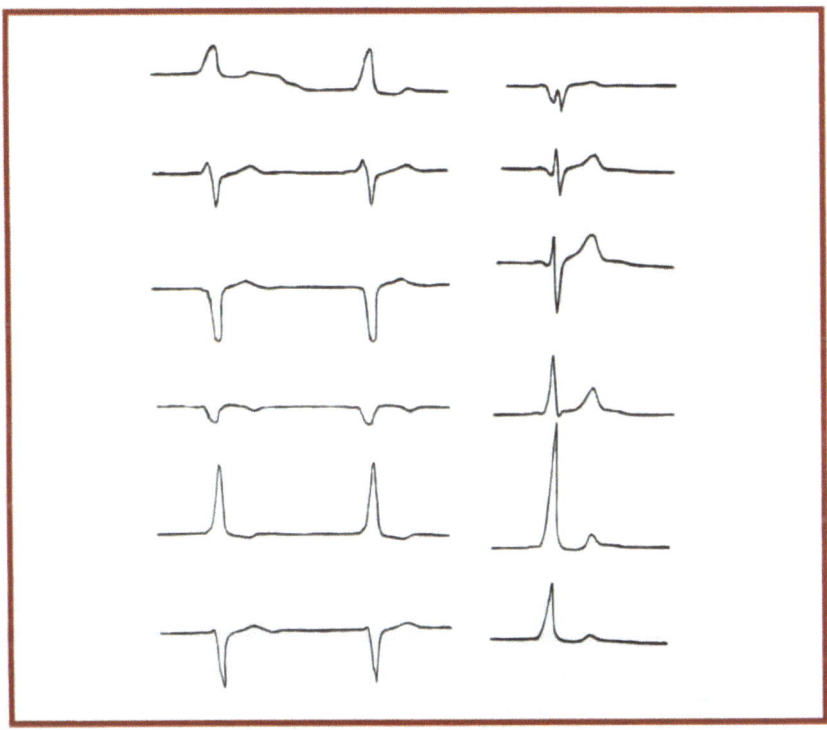

Abb. 23: Ausgeprägtes WPW-Syndrom Typ B bei einem Fußballspieler der Bundesliga und Nationalspieler. Der Spieler hatte etwa 6 tachykarde Anfälle pro Jahr, die im Spiel oder Training auftraten, aber nur kurzfristig. Er blieb jeweils kurz stehen und wartete auf ihr Abklingen. Nach einer sehr langen und erfolgreichen Karriere hat er jetzt den Hochleistungssport beendet. Kardiale Probleme sind nie aufgetreten.

Aktivität Tachykardien auf, so entscheidet sich das weitere Vorgehen nach Schwere und Häufigkeit der Anfälle. Man sollte auf jeden Fall versuchen, einen solchen Anfall zu registrieren. Dies gelingt bei häufigen Anfällen durch die Bandspeicherüberwachung. Da Sportler jedoch ihre Anfälle meist nur selten durchmachen, sollte man ihnen dringend empfehlen zu versuchen, einen Anfall registrieren zu lassen. Besonders gefährlich sind tachykarde Anfälle mit Vorhofflimmern, da sie, wie erwähnt, zu Kammerflimmern führen können.

Diagnostisch wird in jedem Fall ein Belastungs-EKG durchgeführt. In denjenigen Fällen, in denen die Deltawelle unter Belastung verschwindet, kann im Regelfall davon ausgegangen werden, daß eine Gefährdung nicht besteht, da das Kent-Bündel offensichtlich nicht sehr schnell überleiten kann und somit beim Auftreten höhergradiger Flimmerwellen keine Gefährdung besteht. Im Zweifelsfall, wenn für den Sportler sehr viel davon abhängig ist, also vor allem im Hochleistungs- und Profisport, sollte man die Durchführung eines His-Bündel-EKGs anraten: Dies sollte besonders immer dann geschehen, wenn klinisch der Verdacht auf eine schnelle Überleitung im Kent'schen Bündel nicht ausgeschlossen werden kann. Hierdurch kann die Überleitungsgeschwindigkeit des Zusatzbündels ermittelt werden und damit die potentielle Gefährdung. Es kann ferner festgestellt werden, welche Antiarrhythmika im Zweifelsfall wirksam werden.

Im Einzelfall kann die Beratung, ob einem Athleten die Fortführung von Hochleistungssport erlaubt werden darf, sehr schwierig werden. WPW-bedingte tachykarde Anfälle können eine potentielle Bedrohung mit sich bringen. Andererseits soll nicht übersehen werden, daß die Berichte über Zwischenfälle in der Literatur ausgesprochene Raritäten darstellen. Der Arzt sollte hier natürlich die gesundheitliche Gefährdung des Athleten berücksichtigen, er sollte nicht nur aus ärztlichem Sicherheitsdenken und Selbstschutz handeln. Selbstverständlich wird man Sportlern vom Leistungssport abraten, wenn solche Anfälle häufig und in bedrohlicher Form auftreten. Handelt es sich dagegen nur um sehr seltene Zustände, die erfahrungsgemäß nicht in bedrohliche Situationen führen, so muß im Einzelfall das Risiko sorgfältig mit dem Athleten besprochen und mit ihm gemeinsam eine Entscheidung gefällt werden.

4. Bei häufigen, subjektiv stark belästigenden und bedrohlich erscheinenden Tachykardien, die durch Belastung ausgelöst werden, ist eine *medikamentöse Behandlung* sinnvoll. Hier können verschiedene Antiarrhythmika eingesetzt werden, beispielsweise Betarezeptorenblocker. Als Mittel der Wahl gilt das Ajmalin-Bitartrat (Neo-Gilurytmal). Selbstverständlich kann Athleten, die solche potentiell kardiodepressorisch wirksamen Antiarrhythmika erhalten, kein Leistungssport erlaubt werden.

4 Der Einfluß therapeutischer Maßnahmen auf die körperliche Aktivität

4.1 Allgemeine sportliche Gesichtspunkte

Rhythmusgefährdete Patienten sollten sportliche Belastungsformen unterlassen, die bei ihnen Rhythmusstörungen auslösen können. Hierbei kann es sich im Einzelfall um ganz individuelle Auslösefaktoren handeln, häufig mechanische Faktoren wie plötzliche Drehbewegungen, Preßdruck etc. Eine besondere Aufmerksamkeit erfährt im Zusammenhang von Sport und Rhythmusstörungen das *Schwimmen*. Durch die Besonderheiten des Schwimmens, die flache Lagerung im Wasser, das erhöhte Blutangebot und den über den Vagus vermittelten Tauchreflex, können gerade beim Schwimmen vermehrt gefährliche Arrhythmien ausgelöst werden. An den plötzlichen „Badetod", also den plötzlichen Tod des scheinbar gesunden Schwimmers, ausgelöst durch ein Kammerflimmern, sei erinnert. Rhythmusgefährdeten Patienten sollte ferner von sportlichen Belastungen abgeraten werden, die sie in Situationen bringen können, in denen sie sich bei einer akuten Arrhythmie nicht mehr alleine helfen können, wie Tauchen, alpines Bergsteigen, Motor- und Segelfliegen etc.

4.2 Medikamentöse Therapie

Auf die Problematik einer Therapie mit Antiarrhythmika bei Sportlern wurde an verschiedenen Stellen dieser Broschüre verwiesen. Man sollte, soweit wie möglich, mit verhältnismäßig „harmlosen Antiarrhythmika" zurechtzukommen versuchen. Die heute übliche Klassifizierung antiarrhythmischer Substanzen zeigt die Tab. 3. Im einzelnen sind hierzu folgende Anmerkungen zu machen:

Kalium-Magnesium-Präparate
Sie werden hier an erster Stelle genannt, da ihrer Anwendung aus der Sicht des Sports keinerlei Nachteile, sondern eine Reihe von Vorteilen zukommen. Im Leistungssport spielt die Einnahme von K-Mg-Kombinationen unabhängig von eventuellen Rhythmusstörungen heute auch aus der Sicht der Leistungsfähigkeit eine wichtige Rolle. In einer Reihe von Tierversuchen sowie an Sportlern wurde ein leistungssteigernder Effekt nachgewiesen. Dies gilt besonders

Der Einfluß therapeutischer Maßnahmen auf die körperliche Aktivität

für Kalium-Magnesium-Aspartat. Der Wirkungsmechanismus ist komplex, zahlreiche Hypothesen wurden aufgestellt. Wahrscheinlich wirken mehrere Mechanismen gemeinsam. Zum einen ist unsere Nahrung aufgrund der relativ intensiven Bodennutzung Mg-arm. Beim Leistungssportler kommt es unter Belastung durch die Aktivität der Katecholamine zu einer vermehrten Ausscheidung von K und Mg. Aus diesen Gründen ist der relative Kalium- und Magnesiummangel neben dem Eisenmangel das häufigste Defizit, das sich beim Sportler finden läßt und das korrigiert werden sollte.

Mg-Mangel führt zu einer erhöhten Membrandurchlässigkeit der Zellwand für alle Elektrolyte. Hierdurch kommt es zu einer erhöhten intrazellulären Konzentration an Natrium und Kalzium sowie zu einer Abnahme der Konzentration an Kalium und Magnesium. Der hierdurch verschlechterte Ablauf der muskulären Erregung kann als eine Ursache der Leistungsverschlechterung gesehen werden, ebenso wie für die Häufigkeit von Muskelkrämpfen in Zusammenhang mit muskulärer Erschöpfung. Zahlreiche Enzyme im Bereich der Energiebereitstellung enthalten Mg und sind in ihrer Funktion bei Mangelzuständen beeinträchtigt. Auch eine positive Steigerung der Leistungsfähigkeit über die reine Beseitigung von Mangelzuständen hinaus wurde gesehen. So kommt dem Aspartat nicht nur eine wichtige „Schlepperfunktion" zu, um die Elektrolyte an den Ort ihrer Wirkung zu bringen, sondern es stellt auch einen gut verwertbaren Energieträger dar. Es wurde ferner eine beschleunigte Fettverbrennung beobachtet und damit eine Einsparung der wichtigen Kohlenhydrate. Aus diesen Gründen ist es sportmedizinisch zu begrüßen, daß sich das „Salzbewußtsein" der Sportler von den früher völlig unnötigerweise einge-

Tab. 3: Einteilung der Antiarrhythmika

Klasseneinteilung der Antiarrhythmika.	Antiarrhythmika der Klasse I.
Klasse I: Hemmung des Natriumeinstroms ○ Chinidin-Typ ○ Lidocain-Typ ○ Ajmalin-Typ	○ Chinidin-Typ: Chinidin, Disopyramid, Procainamid
Klasse II: Beta-Rezeptorenblockade	○ Lidocain-Typ: Lidocain, Diphenylhydantoin, Mexiletin, Tocainid
Klasse III: Hemmung des Kaliumausstroms Amiodaron (Sonderform: der β-Blocker Sotalol)	○ Ajmalin-Typ Ajmalin, Lorcainid, Propafenon, Flecainid
Klasse IV: Hemmung des Kalziumeinstroms Bestimmte Kalziumantagonisten: Verapamil, Gallopamil	

Medikamentöse Therapie

nommenen Kochsalztabletten heute zunehmend in ein „Kalium-Magnesium-Bewußtsein" wandelt.

Die gleichen, vorstehend für den Skelettmuskel geschilderten zellulären Mechanismen gelten auch für den Herzmuskel. Unter Magnesiummangel wurden Veränderungen bis zu Myokardzellnekrosen beschrieben, besonders auch in Zusammenhang mit körperlicher Belastung. Die Veränderung der intra- und extrazellulären Elektrolytkonzentrationen beeinflußt naturgemäß die Erregungsbildung und -leitung und damit den Herzrhythmus. Es kommt unter Mg-Mangel zu einer Beschleunigung der Depolarisation des Sinusknotens und der AV-Überleitung, zu einer Verkürzung der absoluten und einer Verlängerung der relativen Refraktärzeit und damit auch der vulnerablen Phase. Mg-Substitution hat einen umgekehrten und damit anitarrhythmischen und antifibrillatorischen Effekt (s. Kammerflimmern). Auch hier sollten wegen der komplexen Interferenz der verschiedenen Elektrolyte und Energieträger Kombinationen wie K-Mg-Aspartat zur Anwendung kommen. Ihnen kommt ein therapeutischer, aber auch ein prophylaktischer Effekt zu. Wegen der Spontanvariabilität von Rhythmusstörungen sind antiarrhythmische Effekte zwar schwer nachweisbar, es liegt jedoch eine doppelblind kontrollierte Studie vor, in der der Effekt von K-Mg-Aspartat demjenigen von Prajmalium-Bitartrat äquivalent war (EHRENBOECK). Es entspricht ferner der allgemeinen sportmedizinischen Erfahrung, daß belastungsinduzierte Extrasystolen häufig unter einer solchen Therapie verschwinden! Interessant aus der Sicht der Belastung ist die Tatsache, daß die möglicherweise belastungsinduzierte, die Gefahr von Arrhythmien verstärkende Azidose durch den metabolisch-alkalotischen Effekt des K-Mg-Aspartats reduziert werden kann. Bei Sportlern mit belastungsinduzierten, therapiebedürftigen Rhythmusstörungen machen wir daher immer erst einen Versuch mit einem entsprechenden Präparat.

Auch für den sporttreibenden Herzpatienten mit Rhythmusstörungen sind K-Mg-Präparate in der Kombination mit anderen Herzmedikamenten bedeutsam. Digitalis wirkt über eine Hemmung der Na-K-ATPase. Hierdurch kommt es zu einer kontraktilitätssteigernden intrazellulären Anreicherung von Na^+ und Ca^{++}. Die hierdurch bedingte Verarmung an K^+ und Mg^{++} begünstigt die Entstehung von Rhythmusstörungen. Ähnlich und bei Kombination potenzierend wirkt sich eine Therapie mit Schleifendiuretika aus. Bei belastungsinduzierten Rhythmusstörungen von Patienten unter einer solchen Medikation sollten somit ebenso zunächst K-Mg-Präparate versucht werden.

Betarezeptorenblocker
Bei der Auslösung belastungsinduzierter Arrhythmien spielt im allgemeinen der hohe sympathische Antrieb eine wichtige Rolle. Betarezeptorenblocker sind daher ein Mittel der ersten Wahl zur Behandlung belastungsinduzierter

Arrhythmien, vor allem supraventrikulärer Formen, falls überhaupt eine medikamentöse Behandlung nötig erscheint. Aber auch ventrikuläre Arrhythmien können durch Betablocker positiv beeinflußt werden. In neuerer Zeit wird in diesem Zusammenhang besonders dem Sotalol Bedeutung eingeräumt, eine Substanz, der zusätzlich Klasse-III-Eigenschaften zugebilligt werden. Für die Betarezeptorenblocker spricht ferner, daß sie nicht mit den meisten Nebenwirkungen behaftet sind, die den Klasse-I-Substanzen angelastet werden. Die Betarezeptorenblocker sind darüber hinaus die einzige Substanzgruppe, für die im Rahmen der Sekundärprävention nach Herzinfarkt eine Lebensverlängerung nachgewiesen wurde. Diese dürfte sich vor allem auf eine Verhinderung des Kammerflimmerns, also auf eine spezifische antifibrillatorische Wirkung, beziehen.

Soweit belastungsinduzierte Arrhythmien mit Betablockern behandelt werden, muß allerdings berücksichtigt werden, daß hierdurch die sympathischen Anpassungsreaktionen negativ beeinflußt werden, die der Organismus zur Leistungssteigerung braucht. Dies betrifft sowohl die kardiozirkulatorischen wie auch die metabolischen Belastungsreaktionen. Die stark verringerte Herzfrequenz macht eine zunehmende Inanspruchnahme des Starling-Mechanismus erforderlich. Im metabolischen Bereich wird vor allem die Lipolyse, also die Energiefreisetzung aus Fetten, stark gebremst. Aus diesem Grunde drohen bei intensiveren Ausdauerbelastungen über eine Stunde hypoglykämische Zustände. Gemildert, aber nicht völlig aufgehoben werden kann diese Problematik durch die Verwendung kardioselektiver Blocker.

Patienten, die unter Betablockern Sport betreiben, können daher leistungssportliche Aktivitäten, die einen hohen Energieumsatz erfordern, wie Laufen, Fußball etc. nicht durchführen. Demgegenüber wird die Unterdrückung überhöhter sympathischer Aktivitäten zum Zwecke der Leistungssteigerung in Sportarten wie Schießen und Moderner Fünfkampf benutzt. In diesen Disziplinen stehen inzwischen Betablocker auf der *Dopingliste*. Dies muß bei Sportlern mit Rhythmusstörungen in entsprechenden Sportarten Berücksichtigung finden.

Kalziumantagonisten

Kalziumantagonisten vom Verapamil-Typ, also Verapamil und Diltiazem, kommt gleichfalls eine antiarrhythmische Wirkung zu, vor allem bei supraventrikulären Arrhythmien wie supraventrikulären Extrasystolen und Vorhofflimmern. Durch sie wird die maximal erreichbare Herzfrequenz geringfügig gesenkt. Negative Effekte auf den Stoffwechsel sind nicht bekannt.

Klasse-I-Antiarrhythmika
Diese Antiarrhythmika, die in der Tab. 3 zusammengefaßt sind, sind mit einer Reihe von ernsthaften Nebenwirkungen verbunden. Zu berücksichtigen ist

auch, daß allen Antiarrhythmika bis zu einem gewissen Grade ein Auslöseeffekt für Rhythmusstörungen zukommen kann. Solche Substanzen sind aus der Sicht der körperlichen Belastung daher nur mit großer Zurückhaltung einzusetzen. Sie sind vorwiegend bei Patienten mit organischen Herz-Kreislauf-Erkrankungen indiziert, bei denen reproduzierbar unter Belastung bedrohliche Arrhythmien auftreten. Falls die in den vorausgegangenen Punkten genannten Antiarrhythmika hier nicht wirksam werden, kann man einen Versuch mit dieser Gruppe unternehmen. Man sollte sich dann jedoch von dem positiven Effekt durch ein Belastungs- und Bandspeicher-EKG überzeugen. Beim jugendlichen Leistungssportler sind Substanzen dieser Klasse praktisch nie indiziert. Zum einen ist ein lebensverlängernder Effekt bei sonst organisch gesundem Herzen, wie dies beim Sportler im allgemeinen vorliegt, nicht erwiesen, zum anderen wirken sich solche Substanzen möglicherweise unter Belastung negativ inotrop aus. Es ist ferner nicht auszuschließen, daß die arrhythmogene Wirkung, die diesen Substanzen zukommt, unter den Bedingungen einer extremen Belastung (Azidose, Katecholaminausschüttung) verstärkt wird. Leistungssport und Phase-I-Antiarrhythmika schließen sich also gegenseitig aus, dagegen kann Bewegungstherapie bei belastungsinduzierten Rhythmusstörungen durch sie oft erst vertretbar werden.

4.3 Schrittmachertherapie

Während bei den tachykarden Rhythmusstörungen die bisher verfügbaren medikamentösen Behandlungsmöglichkeiten oft nur wenig befriedigen können, stehen in der Schrittmachertherapie für bradykarde Arrhythmien inzwischen hervorragende Behandlungsmöglichkeiten zur Verfügung. Der konventionelle Schrittmacher ist jedoch nicht in der Lage, sich auf Belastungsbedingungen einzustellen. Die Frage, ob und inwieweit der Schrittmacherpatient bei einer Dauerfrequenz von 72/min Sport betreiben kann, ist daher von großem theoretischen Interesse. Trotzdem stellt sich die Frage von „Sport mit Herzschrittmacher" in der Praxis verhältnismäßig selten, da es sich überwiegend um ältere Patienten handelt.
Die Frage der Möglichkeit körperlicher Aktivität bei einem Schrittmacherpatienten ist im Einzelfall sehr unterschiedlich zu beantworten und bedarf teilweise differenzierter Kenntnisse über die Schrittmachertechnik. Grundsätzlich sind dabei aber die Patientenseite ebenso zu berücksichtigen wie die technischen Aspekte des Schrittmachers.
Aus der Sicht des Patienten ist die Frage entscheidend, aus welcher *Indikation* heraus die Implantation erfolgte und wie die spontane Frequenzreaktion aussieht. Prinzipiell kann ein Schrittmacher zur Verbesserung der Hämodynamik bei einer bradykarden Herzinsuffizienz eingesetzt werden, also aus myokardia-

len Gründen oder aus reinen Rhythmusgründen, dann nämlich, wenn zwar die Myokardfunktion gut ist, aber ab und zu gewissermaßen „die Zündung versagt".

Der Patient, bei dem eine schwere myokardiale Insuffizienz vorliegt, wird im allgemeinen kaum Sport treiben können und wollen. Anders sieht dies bei dem Patienten mit guter Myokardfunktion und bradykarden Rhythmusstörungen aus. Wenn es sich hierbei um Patienten handelt, die über eine praktisch normale Frequenzregulation verfügen, bei denen nur selten der Schrittmacher benötigt wird, um kurzfristige Phasen von Erregungsbildungs- und Erregungsleitungsstörungen zu überbrücken, können diese im allgemeinen problemlos den meisten Formen der körperlichen Aktivität nachgehen.

Anders sieht dies aus, wenn zwar die Myokardfunktion intakt ist, das Herz aber einer Dauerstimulation bedarf. Wenn dann die obere Grenzfrequenz bei ca. 70 liegt, so ist die kardiovaskuläre Anpassungsbreite stark eingeschränkt. In solchen Fällen kommen heute technisch aufwendigere Systeme zum Einsatz. Beim Vorhofkammerblock kann ein Zweikammersystem *(DDD-Schrittmacher)* den Frequenzanstieg normalisieren. Ist auch die Sinusknotenfunktion gestört *(Sinusknotensyndrom),* wird dies durch *frequenzadaptierte Schrittmacher* ermöglicht, die über verschiedene biologische Funktionen (mechanische Erschütterung beim Laufen, Atmung, Bluttemperatur) die erforderliche Frequenz einstellen.

Letztlich ist noch die Frage der *Schrittmachermechanik* zu berücksichtigen. Häufig besteht beim Patienten und/oder Arzt die Angst, daß der Schrittmacher mechanisch beschädigt bzw. die Sonde durch ruckartige Bewegungen aus dem Herzen disloziert werden könnte. Beide Gefahren sind durch die moderne Schrittmachertechnik heute nicht mehr gegeben. Insbesondere ist die Sonde im allgemeinen im Myokard fest verschraubt. In Einzelfällen haben wir jedoch Komplikationen beobachtet. Aus diesem Grunde sollte der Patient vor übertriebenen Armbewegungen gewarnt werden, beim Tennis spielenden Schrittmacherpatienten sollte man den Schrittmacher auf der Gegenseite des Schlagarmes implantieren.

Man sollte sich auf keinen Fall durch ein „kosmetisch" schönes Schrittmacher-EKG in Ruhe überzeugen lassen. Im Belastungstest kann man hier sehr unterschiedliche Reaktionen sehen. Bei dem einen Patienten überspielt der Sinusrhythmus den Schrittmacher und zeigt eine mehr oder minder normale Frequenzreaktion. Einem solchen Patienten wird man wesentlich bedenkenloser Sport erlauben als anderen, bei denen es unter Belastung bei fortbestehendem Schrittmacherrhythmus kompensatorisch zu erheblichen zusätzlichen Rhythmusstörungen kommt, beispielsweise in Form von gekoppelten Extrasystolen. Möglicherweise wird hier eine zusätzliche antiarrhythmische Behandlung erforderlich.

Literaturverzeichnis

1. ABDON N, LANDIN K, JOHANSON B. Athlete's bradycaria as an embolising disorder? Br Heart J 1984, 52:660.
2. BRAUNWALD EH. Heart disease. A textbook of cardiovascular medicine. W. Saunders: Philadelphia, London, Toronto 1980.
3. BRODSKY M, WU D, DENES P, KANAKIS C, RUSEN K. Arrhythmias documented by 24-hour continuous electrocardiographic monitoring in 50 male medical students without apparent heart disease. Am Heart J 1981, 101:753.
4. BUTSCHENKO L. Das Ruhe- und Belastungs-EKG bei Sportlern. Barth: Leipzig 1967.
5. CLASSEN HG, KÖHLER JA, Ehrenböck, R. Aspekte der Behandlung von Herzkrankheiten mit Magnesium. Symposium in Aachen, Trommsdorff GmbH & Co. KG: Alsdorf 1982.
6. DIETZ A, KIRCHHOFF HJ. Die Variationsbreite von Herzrhythmusstörungen bei Herzgesunden. Z. Kardiol 1973, 62:289.
7. DULCE HJ, ALBRECHT HJ. Einfluß von Kalium-Magnesium-Aspartat auf Stoffwechsel und Leistung unter Höhenbelastung bis 5700 m. Therapiewoche 1981, 31:5915—5922.
8. ECTOR H, BOURGOIS J, VERLINDEN M, HERMANS L, VAN DEN EYNDE E, FAGARD R, DE GEEST H. Bradycardia, ventricular pauses, syncope and sports. Lancet 1984, II: 591.
9. FORSTER H. Fußballspieler bricht zusammen. Notfallmedizin 1984, 10:1450.
10. FRANZ I. Adam-Stokes-Aquivalente bei einem Alterssportler mit Überleitungsstörungen im Ruhe-EKG und unauffälligem Ergometer-EKG. Z. Kardiol 1979, 68:107.
11. FRANZ IW. Über die Wirkung des Kalium-Magnesium-Aspartats auf die Ausdauerleistung unter besonderer Berücksichtigung des Kaliums und des Magnesiums. Sonderdruck aus „Sportarzt und Sportmedizin" 1977, 3:73—75.
12. FRICK H, ELOVAINJO R, SOMER T. The mechanism of bradycardia evoked by physical training. Cardiologia 1967, 51:46.
13. HANNE-PAPARO N, DRORY Y, KELLERMANN J. Complete heart block and physical performance. Int J Sports Med 1983, 3:9—13.
14. HANNE-PAPARO N, KELLERMANN J. Long-term Holter ECG monitoring of athletes. Med and Sci in sports and exercise 1981, 13:294.
15. HENSCHEN S. Skilanglauf und Skiwettlauf. Eine medizinische Sportstudie. Mitt med Klin.: Upsala (Jena) 1899.
16. HOLLMANN W. Erhöhter Magnesiumbedarf bei Sportlern. Gastro-Entero-Hepatologie 1989, 7.
17. HOLLMANN W, HETTINGER, T. Sportmedizin — Arbeits- und Trainingsgrundlagen. Schattauer-Verlag. Stuttgart 1970.
18. HUSTON T, PUFFER J, RODNEY M. The athletic heart syndrome. New Engl J Med 1985, 313:24.
19. ISRAEL S. Die Herzfunktion bei trainingsbedingten extremen Bradykardien von 29 — 34 min^{-1}. Med u Sport 1975, 15:197.
20. JUNG K. Herzrhythmusstörungen bei Hochleistungssportlern. Med Welt 1974, 25:263.
21. KALA R, VIITASALO M. Atrioventricular block including Mobitz type II — Like pattern during ambulatory ECG recording in young athletes aged 14 to 16 years. Ann Clin Res 1982, 14:53.
22. KEREN G. SCHOENFELD Y. Sudden death and physical exertion. J Sports Med 1981, 21:90.
23. KIRCH E. Anatomische Grundlagen des Sportherzens. Verh Dtsch Inn Med 1935, 47:73.
24. KLEINMANN D. Bradykarde Herzrhythmusstörungen beim Sportler. Diagnostik u Intensivtherapie 1983, 5:1.
25. KÖHLER F. Aspartate. Zur klinischen Bedeutung von Trophicard. Schattauer-Verlag.
26. KOSTIS J, MCCRONE K, MOREYRA A, GOTZOYANNIS S, AGLITZ M, NATATACAN N, KUO P. Premature ventricular complexes in the absence of detectable heart disease. Circulation 1983, 63:1351.
27. LEITNER E, SCHRÖDER W. Das Langzeit-EKG bei Herzgesunden. DMW 1983, 108:523.
28. MARON B, ROBERTS W, MCALLISTER H, ROSING D, EPSTEIN S. Sudden death in young athletes. Circulation 1980, 62:218.
29. MEINERTZ T, KASPER W, SCHMITT B, TREESE N, RÜCKEL A, ZEHENDER M, HOFMANN T, SCHUSTER H, POP T. Herzrhythmusstörungen bei Herzgesunden. DMW 1983, 108:527.
30. MEYTES J, KAPLINSKY E, YAHINI J, HANNE-PAPARO N, NEUFELD H. Wenckebach AV-block: A frequent feature following heavy physical training. Am H J 1975, 90:426.

Literaturverzeichnis

31. PALATINI P, MARAGLINO G, SPETI G, CASALE G, PESSINA A, PALPALU C. Prevalence of hyperkinetic arrhythmias in trained runners. J. Sports Card 1984, 1:84.
32. RASMUSSEN V, HAUNSO S, SKAGEN K. Cerebral attacks due to excessive vagal tone in heavily trained persons. Acta Med Scan 1978, 204:401.
33. REINDELL H, KLEPZIG H, STEIM H, MUSSHOFF K, ROSKAMM H, SCHILOGE E. Herz-Kreislaufkrankheiten und Sport. Barth: München 1960.
34. ROSKAMM H, REINDELL H, MULLER M. Herzgröße und ergometrisch getestete Ausdauerleistungsfähigkeit bei Hochleistungssportlern aus 9 deutschen Nationalmannschaften. Z. Kreislauf 1966, 55:2.
35. ROSKAMM H, WEIDENBACH J, REINDELL H. Nachuntersuchungen von 18 Sportlern, die vor wenigstens 10 Jahren einen unvollständigen bzw. einen physiologischen Rechtsschenkelblock im EKG gehabt hatten. Z Kreisl-Forsch 1966, 5:783.
36. ROST R. Herz und Sport. Perimed: Erlangen 1984.
37. ROST R, HOLLMANN W. Athlete's Heart, a review of its historical assessment and new aspects. Int J of Sports Med 1983, 4:147.
38. ROST R, HOLLMANN W. Elektrokardiographie in der Sportmedizin. Thieme-Verlag: Stuttgart, New York 1980.
39. ROST R, HORST E, HOLLMANN W. Clinical significance of cardiac arrhythmias in athletes. In: HOMBACH V, HILGER H. Holter monitoring. Technique-, technical aspects and clinical applications. Schattauer: Stuttgart, New York 1985: 105—110.
40. SCHMIDT J. Auffällige Herzrhythmen bei Sportlern. Internist Prax 1973, 13:7.
41. SCHMIDT P, WEYBORA W, LANGSTEGER W, MAURER E. Herzinfarkt beim Windsurfen. Münch med Wschr 1981, 123:417.
42. SCHULZ W, KALTENBACH M, BÖHMER D. Elektrokardiogramme bei Sportleruntersuchungen. Dtsch Ärzteblatt 1982, 34:17.
43. SHEEHAN G. Electrocardiography in athletes. Jama 1973, 224:1293.
44. SISCOVICK D, WEISS N, FLETCHER R, LARSKY T. The incidence of primary cardiac arrest during vigorous exercise. New Engl J Med 1984, 311:874.
45. TIPTON C. Training and bradycardia in rats. Am J Physiol 1965, 208:480.
46. TIPTON C, TAXLOR B. Influence of atropine on heart rates of rats. Am J Physiol 1965, 208:485.
47. TROMMSDORFF GmbH & Co. KG. Behandlung von Rhythmusanomalien mit Tromcardin/Tromcardin FORTE, 1986.
48. VENERANDO A. Electrocardiography in Sports Medicine. J Sports Med 1979, 19:107.
49. VIITASAALO M, KALA R, EISALO A. Ambolatory electrocardiographic recording in endurance athletes. Br Heart J 1982, 47:213.
50. ZAPFE H, HATANO Y. Veränderungen im EKG gesunder Erwachsener während des Tagesablaufs. Z f Kreislauf 1967, 56:411.
51. ZEPPILLI P, VENERANDO A. Sudden death and physical exertion. J Sports Med 1981, 21:299.
52. ZUMKLEY H. Stellenwert der Elektrolyttherapie bei kardiovaskulären Erkrankungen unter besonderer Berücksichtigung der Interaktion von $K^+ - Mg^{++} - Ca^{++}$. Dustri-Verlag 1987.

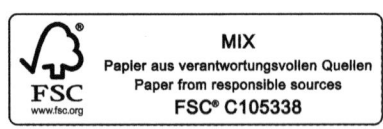

If you have any concerns about our products,
you can contact us on
ProductSafety@springernature.com

In case Publisher is established outside the EU,
the EU authorized representative is:
Springer Nature Customer Service Center GmbH
Europaplatz 3, 69115 Heidelberg, Germany

Printed by Libri Plureos GmbH
in Hamburg, Germany